AF401715

HISTOIRE CLINIQUE

DE

LA FOLIE

AVEC PRÉDOMINANCE

DU DÉLIRE DES GRANDEURS

ÉTUDIÉE SPÉCIALEMENT
AU POINT DE VUE THÉRAPEUTIQUE

PAR

LE Dr F. LAGARDELLE.

PRIX : 3 FR.

SAINT-MAIXENT

TYPOGRAPHIE CH. REVERSÉ

1870

INTRODUCTION

La folie, cette maladie encore si peu connue, touche, par son étude si variée et si intéressante, à toutes le sciences médicales.

La médecine, qui nécessite les connaissances humaines les plus étendues, doit marcher à la tête des sciences, comme l'homme, résumé admirable des lois qui régissent les autres êtres, marche à la tête de l'univers.

L'étude de la folie, considérée à travers les siècles, fait partie de l'histoire générale des peuples, non-seulement au point de vue des doctrines médicales qui se sont succédées suivant des lois qu'il serait éminemment intéressant de rechercher, mais aussi comme manifestation symptomatique confirmant le plus souvent le caractère philosophique ou social de chaque époque.

La médecine a subi au plus haut degré, dans sa marche progressive, le sort des connaissances humaines qui ne sont pas classées parmi les sciences exactes. Tandis que les sciences exactes qui possèdent la vérité n'ont qu'à l'accroître sans cesse en éliminant leurs erreurs, la médecine à la poursuite de cette vérité qu'elle ne peut atteindre se dévie souvent de sa route, rétrograde parfois et ne rentre dans le vrai chemin qu'après des secousses et des intermittences qui ne peuvent que retarder son progrès.

L'étude des lois de la vie, qui facilite d'une manière si évidente l'intelligence de la nature humaine et doit éclairer sans cesse la connaissance de l'homme malade, a été soumise aux vicissitudes des révolutions philosophiques et sociales. La philosophie fait partie intégrante des sciences médicales surtout lorsqu'elle est appliquée à la connaissance des lois de l'organisme.

Pour chaque époque médicale, nous trouvons une époque philosophique correspondante.

Pythagore introduit la doctrine des nombres dans les études médicales, Platon applique à la médecine ses théories sur la formation du corps et de l'âme et ses idées sur les éléments.

Hérophile, ce brillant dogmatique, détruit les résultats de toutes ces spéculations et s'adresse directement à l'expérience pour étudier l'organisme. Dès le XIVe siècle, la théosophie, par ses égarements déplorables, retarde les progrès que la médecine devait faire sous l'influence des études anatomiques. Bientôt Paracelse et les alchimistes dépassent par leur enthousiasme les limites de la vérité et préparent ainsi une réaction éminemment nuisible.

Hoffmann, au XVIIIe siècle, se ressent dans ses études philosophiques, des doctrines iatromathématiciennes, mais il prépare une révolution médicale salutaire qui ne s'est montrée qu'à la fin de ce siècle.

Les sciences physiques transformées impriment à la médecine une impulsion nouvelle vers l'esprit d'observation et d'analyse, et cette tendance vers l'exactitude assure les progrès rapides qui n'ont pas tardé à se manifester.

La philosophie reconnaissant ses erreurs, prête son concours aux conquêtes de l'art.

La psychologie, tributaire de la médecine, devient son auxiliaire. L'étude des sentiments, des sensations, des passions, des habitudes, des phénomènes de la pensée fait partie intégrante des connaissances médicales. On reconnaît avec juste raison que rien ne se rattache plus ou moins directement à la science de l'homme.

Si les sciences médicales sont comme un trait d'union entre les sciences philosophiques et naturelles, elles puisent des lumières éminemment utiles et une force précieuse dans la connaissance des belles-lettres. La littérature éclaire et enrichit le présent et l'avenir des traditions du passé, orne l'esprit du médecin en agrandissant ses conceptions intellectuelles, ajoute aux qualités de son cœur des souvenirs qui lui permettent de soulager les souffrances des malades, et contribue puissamment à la guérison de l'organisme par l'influence salutaire qu'elle imprime sur le moral.

La médecine, comme les autres arts, a ses hommes de génie dont les inspirations continuelles donnent à l'ensemble des connaissances scientifiques un appui absolument indispensable en présence des maladies.

Les diverses révolutions médicales ont été influencées par les révolutions politiques, religieuses et littéraires. Dans le principe, indépendamment des écoles rivales de Cos et de Cnide qui existaient bien avant Hippocrate, deux sectes se disputaient la vérité médicale : les dogmatiques et les empiriques dont les doctrines furent fusionnées plus tard par le génie d'Hippocrate. Vint ensuite l'école méthodiste, créée par Thémison, qui avait tout

détruit pour n'admettre dans les maladies que relâche-
ment ou tension des fibres (*strictum et laxum*). Cette
doctrine subit le sort de toutes les autres, malgré les
efforts de Thessalus de Tralles, et de Soranus d'Ephèse.

Depuis la destruction de la bibliothèque d'Alexandrie
jusqu'au xiv° siècle, la médecine arabe domine toutes les
doctrines pendant une longue période qui commence vers
540. L'Hippocratisme, les doctrines de Gallien, la dialec-
tique d'Aristote, les recettes pharmaceutiques, les for-
mules religieuses et astrologiques forment un mélange
confus, absorbé et dominé bientôt par les superstitions.

Cependant au moment où la chirurgie semblait des-
tinée à faire de rapides progrès, où l'anatomie était en-
seignée avec succès dans les amphithéâtres, il a fallu que
la marche de la médecine soit de nouveau enrayée par les
siècles désastreux du Moyen Age et les invasions des
barbares. La science se réfugie alors dans les cloîtres où
elle est morcelée, pervertie et sort enfin sous forme de
notions exactes étouffées et remplacées par des préjugés
sans nombre.

Au xv° et au xvi° siècle, on éprouve le besoin de s'ins-
truire, mais on sent en même temps la nécessité d'établir
des bases plus solides que celles qu'on possède et on se
jette exclusivement dans l'étude des anciens ; on ne jure
plus dès lors que sur la parole du maître.

En vertu de cette loi constante des réactions successives, Paracelse détruisit le passé qu'on adorait trop et
fonda une nouvelle doctrine. Au moment où la chimie se
séparait de l'alchimie, il concentra toute la pathogénie
dans l'étude du sel, du soufre et du mercure ; mais il subit
l'influence des idées religieuses de l'époque ; sous prétexte d'observation sérieuse et d'expériences rigoureuses,

il s'adressa surtout à l'imagination, à la superstition et au mysticisme.

Immédiatement après lui, on fit jouer aux humeurs, un rôle excessif dans les maladies.

Après l'humorisme vint le solidisme, et l'animisme de Stall fut opposé au mécanicisme de Descartes.

Frédéric Hoffmann, en indiquant les premiers rudiments de l'organicisme, prépare l'avénement de Haller.

Sous Bonnet et Morgagni, l'anatomie pathologique fait de rapides progrès et bientôt Brown fonde sa doctrine de l'excitabilité opposée plus tard à l'irritabilité de Broussais. Brown en effet rapportait à cette force unique tous les phénomènes de la vie.

Enfin les travaux de Haller et les admirables conceptions de Bichat préparèrent une ère nouvelle qu'on a appelée l'anatomisme, mais qui n'est autre que l'organicisme.

On voit donc à travers les siècles les systèmes les plus opposés s'élever et tomber successivement, et au-dessus des écoles qui disparaissent, le problème médical rester toujours le même.

Cette opposition infaillible nous montre sans cesse une époque mystique succéder à une époque sceptique, une doctrine spiritualiste née d'une doctrine matérialiste, Descartes amener Stall, Broussais suivre Barthez.

Les faits historiques, quelque grands qu'ils soient, sont toujours le résultat d'idées, de conceptions d'un petit nombre d'hommes de génie.

Les théories philosophiques, les croyances les plus diverses, les législations, les révolutions scientifiques, artistiques, littéraires, telles sont les causes principales qui ont dirigé les peuples, caractérisé les époques, modifié les mœurs, transformé les arts, préparé les découvertes scientifiques et assuré le progrès.

Toutes ces considérations générales s'appliquent admirablement à la folie qui, plus que toute autre partie des études médicales, a subi toutes les vicissitudes des siècles passés et a pour ainsi dire suivi pas à pas l'esprit humain, dans sa marche parfois très-irrégulière, mais progressive, surtout depuis deux siècles.

L'histoire spéciale de la folie jusqu'au xix° siècle exclusivement, dont nous nous bornerons à donner un simple aperçu, peut être divisée en deux époques, offrant chacune des caractères d'une importance plus philosophique que médicale.

PREMIÈRE ÉPOQUE.

L'Égypte florissait par ses arts et ses sciences, lorsque la Grèce était encore plongée dans l'ignorance la plus complète.

Plusieurs des colonies qui émigrèrent en Grèce renfermaient des savants et des philosophes parmi lesquels se trouvait Esculape, sorti de Memphis. Les deux fils de ce demi-dieu, père des Asclépiades, se distinguèrent au siége de Troie, l'un faisant de la chirurgie, l'autre de la médecine.

La folie a été connue de toute antiquité, et nous devons le dire à la honte des siècles les plus rapprochés de nous, les anciens avaient à ce sujet des idées justes remplacées plus tard par des hypothèses absurdes et dangereuses.

Les filles de Prœtus, roi d'Argos, couvertes de lèpre, devinrent folles. Cette folie atteignit comme une contagion la plupart des femmes d'Argos qui allaient toutes nues errer dans les bois avec les Prœtides.

Mélampus, médecin célèbre, les guérit de leur folie en traitant la lèpre dont elles étaient couvertes.

Nous trouvons là une interprétation très-exacte et bien remarquable sur les folies sympathiques; (*sublata causa tollitur effectus*), ce vieil axiôme toujours vrai fut bien compris et heureusement appliqué par Mélampus qui en fut largement récompensé en épousant une des filles du roi.

Dès cette époque, la folie était considérée comme une maladie, sinon incurable, du moins très-difficile à guérir, puisqu'on citait sa guérison comme un fait mémorable et exceptionnel.

La grande famille des Asclépiades avait fondé trois écoles dont une s'éteignit bientôt, tandis que les deux autres acquirent rapidement un grand renom.

L'école de Rhodes, qui n'avait pas de doctrine constituée, disparut vite. L'école de Cos, qui devait produire plus tard le grand génie d'Hippocrate, étudiait sérieusement le pronostic, et l'école de Cnide cherchait surtout à déterminer le diagnostic, le siége et la nature des maladies; de là leurs nombreuses classifications.

Plus tard, Pythagore fonda en Italie une école qui fit faire à la médecine de véritables progrès.

Pythagore plaçait dans le cerveau le siége de l'âme et tendait à adopter, pour toutes ses recherches, la méthode expérimentale.

Depuis la guerre de Troie jusqu'à la conquête du Péloponèse, époque à laquelle vint le grand génie d'Hippocrate qui appartenait à la famille des Asclépiades, la médecine semble éprouver un temps d'arrêt, les mêmes doctrines se perpétuent et les études faites à ces époques, qui ont du reste peu produit, nous sont presque complètement inconnues.

Les notions historiques exactes ne paraissent pas remonter bien au-delà d'Hippocrate, qui a su profiter merveilleusement des nombreux matériaux amassés par ses devanciers, résumer et compléter toutes les études de ses ancêtres, et constituer un corps de doctrine, première base des sciences médicales.

Le naturisme que nous appelons hippocratisme, tant ce grand génie s'est identifié avec sa doctrine qui a traversé les siècles, était la source vive d'où jaillissaient les vastes conceptions médicales du vieillard de Cos.

Pour lui, les affections mentales, ainsi que toutes les névroses dont il ignorait la nature, mais auxquelles il n'attachait aucune idée mystique, devaient être considérées comme des maladies au même titre que toutes celles qu'il décrivait et étudiait surtout au point de vue du pronostic.

Il dit fort bien que l'épilepsie qu'on appelait maladie sacrée n'avait rien de divin. S'il ne pouvait se rendre compte des manifestations étranges de la folie, il ne voulait admettre d'autres explications de ces phénomènes que celles fournies exclusivement par les sciences médicales, et cependant Hippocrate était un philosophe.

Celse et Arétée, le chef des pneumatistes, n'ont ajouté aux connaissances des anciens que des notions plus concises, plus générales et des observations plus complètes en ne faisant pas jouer un rôle exclusif aux *excreta* qui dominaient toute la symptomatologie et le pronostic des observations d'Hippocrate. Arétée plaçait dans le cœur le foyer du pneuma ; cette hypothèse, quoique fausse, a été la cause principale de la concision et de l'exactitude de ses observations.

Au deuxième siècle, Galien, cette grande figure médicale, établit une distinction entre l'âme rationnelle qu'il place dans le cerveau et l'âme irrationnelle ; ce qu'il appelle l'esprit animal siége dans le cerveau, l'esprit vital dans le cœur et les sensations dans les viscères.

Cœlius Aurelianus, méthodiste par excellence, donne dès le iii° siècle une bonne description de la manie, mais il indique malheureusement une source d'erreurs bien fatales qui se sont perpétuées à travers les siècles. Il admet deux sortes de fureurs, l'une provenant du corps et constituée simplement par une affection organique, l'autre de nature surnaturelle, inspirée par Apollon et favorisant ceux qui en étaient atteints du don de prophétie. De là ces idées de possessions, ces opinions déplorables qui, au détriment de la science et à la honte de l'intelligence humaine, ont ensanglanté le Moyen Age.

Paul d'Egine, au vii° siècle, s'occupe fort peu des affections mentales et se borne du reste à copier ses prédécesseurs.

Mais les arabistes, sans faire de l'aliénation mentale une étude spéciale, pressentent déjà les folies sympathiques. Ils placent le siége de cette affection dans différents viscères, tels que le foie, la rate, etc.

Dès ce moment jusqu'au xv° siècle, la médecine traverse une longue période d'ignorance et de barbarie.

DEUXIÈME ÉPOQUE.

(*Du* xv° *siècle à la révolution.*)

En parcourant avec attention l'histoire philosophique de la médecine, on ne tarde pas à voir combien les

influences pathogéniques, dont nous ne pouvons parfois
juger que les effets, ont subi à travers les siècles des modifications nombreuses et profondes sous l'empire de circonstances variables et mobiles à l'infini.

Comme les conditions sociales de l'existence des péu-
ples, les institutions et les mœurs qui se transforment et
s'effacent, les maladies subissent la loi des révolutions
naturelles et les caprices de l'intelligence humaine.

Cuvier a quelque raison de dire que de même qu'il y a
des animaux et des végetaux fossiles, il doit aussi y avoir
des maladies historiques.

Les conditions nouvelles donnent naissance à des maladies qui remplacent celles qui disparaissent, aussi voit-
on à des époques variables, de grandes épidémies qui
surgissent et offrent toujours des caractères particuliers
pour chaque époque.

Ce qu'il est surtout facile de voir en étudiant l'histoire
médicale, ce sont les amendements et les modifications
subis par certaines maladies qui, malgré l'action puissante du temps, n'ont encore rien perdu de leur nature
primitive.

Si, comme on l'a dit, chaque siècle avait fourni sa tâche
et accompli le devoir d'augmenter progressivement le
butin de la science, nous n'assisterions pas, en étudiant
l'histoire, au triste spectacle d'édifices qui à peine élevés
sont détruits aussitôt, pour être remplacés par d'autres
destinés au même sort.

Tandis que les savants du xvᵉ et du xvɪᵉ siècle, admi-
rateurs enthousiastes du passé, n'admettaient que ce qui
avait été légué par les anciens, on voit leurs successeurs
et même leurs contemporains produire tout-à-coup une
réaction violente par laquelle on oublie avec empresse-

ment toutes les traditions pour se livrer à corps-perdu dans l'observation et rassembler sans méthode les prétendues richesses du présent, destinées à constituer de nouvelles bases pour l'édifice de la science médicale.

Si l'érudition médicale guide nos jugements, modifie nos préventions, dirige nos appréciations, lorsqu'elle est consultée exclusivement, elle frappe de stérilité toutes les recherches, tend à enrayer le progrès et devient aussi nuisible, lorsqu'elle est exclusive, qu'elle doit être utile quand on sait la modérer.

L'étude de la folie subit dès le commencement de cette période une déviation déplorable sous l'influence des idées théologiques du temps qui dominaient du reste la plupart des sciences naturelles.

Les saines traditions du passé sont méconnues ou méprisées pour faire place aux idées mystiques, aux interprétations religieuses et surnaturelles, toutes les fois qu'il s'agit de questions purement pathologiques ; on croit créer du nouveau et on puise dans les époques reculées de l'ignorance. On puise à pleines mains dans les bizarreries de l'antiquité païenne qui avait peuplé l'univers de spectres de toute sorte, et dans les conceptions mythologiques qui fourmillaient de dieux.

Aristote avait imaginé un grand nombre d'intelligences secondaires destinées à présider aux mouvements des corps célestes. A côté de visionnaires qu'on admirait et que la tradition et l'histoire ont célébrés, on voyait de malheureux hallucinés condamnés sans pitié à brûler sur des bûchers.

Les philosophes, les théologiens et les médecins du xve et du xvie siècle sont tous unanimes dans leurs croyances à la sorcellerie ; Bodin, Boquet, Ambroise Paré, Fernel

entraînés par les idées du siècle admettent sans contrôle
toutes les interprétations surnaturelles dans les questions
de pathologie cérébrale, et ce n'est qu'à la Renaissance
que les esprits mieux éclairés commencent à douter de ces
principes qu'on avait érigés en vérité de premier ordre.

A la fin du xvi⁰ siècle le jurisconsulte Alciat, Montaigne,
Leloyer, etc., osent enfin affirmer hautement que la
démonolatrie est une maladie qui n'a rien de divin ou de
diabolique.

Dès ce moment, l'histoire de la folie commence une
ère nouvelle qui ne doit presque plus être troublée dans
sa marche progressive.

Au xvii⁰ siècle l'esprit humain semble se régénérer
sous le souffle puissant des idées nouvelles et surtout
sous l'influence incontestable des conceptions admirables
et des brillantes découvertes des Bacon, des Descartes,
des Pascal, des Leibnitz, des Newton, etc.

La méthode expérimentale appliquée par Bacon dans
l'ordre physique et par Descartes dans l'ordre psycholo-
gique, produit une grande révolution philosophique caractérisée surtout par le sensualisme et le spiritualisme dont
l'immense influence doit se faire sentir jusqu'à nos jours.

L'histoire nous montre ses plus grandes figures repré-
sentant chacune des principes bien arrêtés et assez
puissants pour se perpétuer à l'infini. Nous voyons tour
à tour les sensualistes Hobbes et Locke, les pieux soli-
taires de Port-Royal, les Sacy, les Nicole, les Arnauld,
l'épicurien Gassendi, le sceptique Lamothe Le Vayer, le
cartésien Malebranche, le panthéiste Spinosa, Bayle
le critique, les physiciens Galilée et Torricelli, Képler
et Tycho-Brahé, Tournefort et ses classifications des
plantes, etc.

À cette même époque Harvey découvre la circulation du sang.

L'esprit humain ne s'était jamais élevé si haut dans toutes les connaissances humaines.

Les luttes religieuses qui avaient agité l'Europe au xvie siècle, la grande révolution philosophique, littéraire et scientifique du xviie amènent naturellement pour le siècle suivant le désir des réformes sociales qui doit ébranler tous les esprits et inspirer à Voltaire son *Essai sur les mœurs*, à Montesquieu *L'esprit des lois*, et à Rousseau *Le contrat social*.

Baillou, Nicolas Lepois, Félix Plater, Bonnet, Sylvius, Sennert détruisent peu à peu ce vieil édifice de superstition et de mysticisme, et effacent non sans effort les dangereux préjugés des siècles précédents.

Sydenham, sans s'occuper spécialement des affections mentales fait notablement progresser les sciences médicales.

Willis appliquant partout sa théorie sur les esprits animaux explique la manie par leur effervescence qui se produit de la même façon que le résultat du contact de certains réactifs avec des acides concentrés.

Au xviiie siècle les grandes découvertes et les idées philosophiques brillamment établies produisent déjà d'immenses résultats et impriment aux sciences médicales en particulier un élan éminemment favorable.

La pathologie mentale commence à s'asseoir sur des bases plus solides. Les décisions des théologiens ont beaucoup diminué de leur influence et n'empêchent plus les hommes éclairés de secouer le joug pour marcher en avant.

L'anatomie pathologique fait de rapides progrès et le

solidisme sape par leurs bases et renverse bientôt toutes les théories humorales.

Vieussens, quoique chimiatre et humoriste, produit de remarquables travaux sur l'anatomie du système nerveux.

Morgagni étudie avec précision les lésions organiques du cerveau.

Boerhaave, Sauvages, Lorry et surtout Cullen amènent rapidement les esprits vers les idées de l'Ecole moderne, et préparent l'avénement de l'irritabilité et de la sensibilité.

A cette époque encore, quoique peu reculée de nous, toutes ces théories n'étaient pas suffisamment établies pour pouvoir profiter à la pratique de l'aliénation mentale.

Les malheureux fous, considérés comme des bêtes féroces et curieuses qu'on montrait pour de l'argent, vivaient dans des cabanons infects, véritables cloaques, dispersés çà et là dans les prisons et quelques maisons de refuge.

En 1792, au moment où la société ébranlée dans sa base par les idées nouvelles qui devaient s'élever en quelques instants sur les ruines d'un passé détruit à jamais, il a fallu que Pinel, fort de sa science, invoquât pour les déshérités de l'intelligence les droits de l'homme, qu'on célébrait de toutes parts, pour faire tomber ces chaînes qui couvraient ces malheureux aliénés, voués à la mort et devenus dès-lors des malades que l'humanité ne pouvait plus se refuser à faire soigner.

CHAPITRE Ier

—

L'ambition est une des caractéristiques
morales du xixe siècle.

L'histoire clinique actuelle de la folie avec prédominance
du délire des grandeurs pourrait embrasser toute la nosographie mentale ; mais pour ne pas généraliser notre
étude sous peine de la rendre stérile, au point de faire
une revue complète de la folie examinée sous toutes ses
formes, nous nous bornerons à localiser notre travail qui
gagnera en intérêt s'il perd en étendue, tout en éta-
blissant d'abord sommairement les points qui le mettent
directement en rapport avec les questions que nous ne
pourrons traiter.

L'histoire philosophique des peuples offre pour caractéristique de chaque époque des idées dominantes qui se
rencontrent toujours avec une fréquence remarquable
chez la plupart des aliénés.

Tandis qu'au moyen-âge les folies religieuses, encore
trop nombreuses, remplissaient tous les points de la

2

France, et décimaient les populations par leur caractère souvent épidémique, et aussi par les moyens qui leur étaient opposés ; au XIX⁰ siècle, nous voyons dans le délire d'un grand nombre d'aliénés, l'exagération des idées régnantes, c'est-à-dire la soif des honneurs, de la fortune, tous les rêves de l'orgueil et de la vanité, et certaines divagations en rapport avec les inventions modernes.

Ces tendances de l'époque ont pour ainsi dire façonné des caractères, des tempéraments et des constitutions offrant le plus de prise à ces manifestations morales excentriques qui nous poussent à la folie orgueilleuse en même temps qu'aux altérations des organes par surcroît d'activité fonctionnelle.

Sans chercher à faire l'énumération des causes nombreuses qui sont tous les jours invoquées pour expliquer la plus grande fréquence de la folie, nous croyons devoir en signaler une que nous considérons comme très-importante, qui appartient au domaine moral et se rapporte directement au sujet qui nous occupe.

Depuis un demi-siècle environ, toutes les classes de la société sans distinction ont été vivement impressionnées par des événements et des découvertes qui tout en grandissant le XIX⁰ siècle ont poussé bien des intelligences aux idées spéculatives, aux passions violentes, au développement souvent exagéré et à l'activité fiévreuse des facultés humaines, aux excès de tout genre, aux changements parfois nuisibles ou dangereux de climats, d'habitudes, de manière de vivre, etc., etc.

Les penchants et les passions qui dominent si souvent l'entendement, sont de toutes les causes de folie les plus nombreuses et les plus puissantes.

Tandis que la superstition conduit à la monomanie

religieuse, l'orgueil et la vanité précèdent habituellement les folies ambitieuses.

Cette exagération morbide du caractère et des facultés des individus se rencontre à chaque instant dans les innombrables variétés de délire ; aussi, est-il permis de dire que les monomanies sont aussi nombreuses que les préoccupations intellectuelles de la société, aussi variées que les conceptions de la pensée humaine.

Hâtons-nous d'ajouter qu'indépendamment de l'influence bien évidente qu'exercent le caractère, la constitution et le tempérament sur les différentes variétés de délire, il est une autre influence qui complète habituellement la première, mais peut dans certains cas la modifier ou la transformer, c'est celle de la cause déterminante ou même prédisposante.

Les affections et les passions jouent un rôle important dans les idées dominantes et parfois exclusives de la plupart des monomaniaques.

Les facultés intellectuelles troublées dans leur équilibre mais non encore lésées au point que leur fonctionnement soit visiblement modifié ou affaibli, ne cessent de broder des sujets plus ou moins excentriques, sur les facultés morales et affectives.

Si donc le délire est souvent l'expression exagérée des idées, des sensations, des sentiments, des penchants et des passions, il est naturel de trouver dans les folies partielles l'empreinte des goûts, des inclinations et des tendances de l'homme chez qui la raison fait encore un dernier effort pour se soustraire au flot envahisseur du délire qui se généralise et conserve souvent cette empreinte que nous retrouvons encore chez les aliénés les plus extravagants.

Les idées de grandeur peuvent exister sans être prédominantes et dominent parfois dans d'autres formes que la monomanie; cependant c'est dans cette forme de folie que rentrent la plupart des cas qui ont pour caractéristique le délire ambitieux en dehors des désordres somatiques de la paralysie générale progressive.

Les passions excentriques prédisposent à la monomanie; aussi la folie ambitieuse n'est-elle souvent qu'une exagération de l'orgueil se combinant avec certaines lésions mentales de la folie confirmée.

Une idée notablement exagérée reste raisonnable tant qu'elle est en rapport avec les conditions d'existence morale et matérielle de l'individu; mais si elle cesse de graviter dans le cercle social qui est tracé à chaque homme, elle peut caractériser presqu'à elle seule une folie commençante. Un ouvrier ambitieux peut rêver la fortune, mais il est fou s'il croit être ministre, roi, Dieu, etc.

Au début de la monomanie, les fonctions cérébrales sont quelquefois à peu près normales, mais elles ont toujours une tendance à se troubler plus ou moins, et un délire pour si systématisé et restreint qu'il soit se complique facilement et rapidement, et ne tarde pas à rompre l'harmonie qui doit exister entre les diverses facultés.

Les monomanies peuvent affecter d'une manière spéciale et isolée certaines facultés (*intellectuelles, affectives, morales, instinctives*). De là, les divisions en monomanies intellectuelles, sensorielles, instinctives, etc.

Leur marche est essentiellement envahissante. — Au début, il n'y a que quelques idées fausses; le malade fait souvent des efforts pour chasser de son esprit inquiet, ces idées qui l'obsèdent et dont il reconnaît la fausseté.

La raison qui veille encore lutte contre ces premières atteintes de la folie ; mais cette lutte inégale a toujours pour conséquence un affaiblissement généralement progressif de la raison qui ne fait complètement naufrage qu'après avoir longtemps résisté et cédé le terrain, pour ainsi dire pied à pied, à cette affection mentale qui n'a cessé d'avancer lentement et est devenue, quelquefois longtemps après ses premières manifestations, entièrement maîtresse du malheureux qui n'agit plus que par elle.

La plupart des monomanies débutent par l'idée fixe. Chez les personnes prédisposées, sous l'influence d'une cause souvent insignifiante, alors surtout que le terrain est préparé d'avance par l'existence d'une passion dominante, une idée quelquefois bizarre s'implante dans leur esprit, domine peu à peu les pensées, le caractère, les habitudes et même les actes du malheureux qui veut résister à la pensée incessante et tyrannique qui l'obsède, trouble son sommeil, et sans lui laisser un instant de repos, s'incruste de plus en plus dans son intelligence.

Ses facultés affectives se modifient et se pervertissent, sa volonté prend une direction en rapport avec ses conceptions délirantes, et dès-lors toute son activité physique et intellectuelle est employée à la satisfaction de cette idée fixe, qui grandit, se multiplie, se généralise et constitue rapidement ce que nous appelons le délire partiel. *Video meliora proboque, deteriora sequor.*

La monomanie proprement dite d'Esquirol est une folie ambitieuse, celle qui nous occupera le plus dans le cours de ce travail et à laquelle nous devrons tracer des limites qui n'ont pas encore été suffisamment déterminées.

L'orgueil et l'ambition, passions éminemment excentriques, font des ministres, des millionnaires, des rois, des empereurs des papes, des prophètes, des dieux. Ces insensés qui possèdent encore la jouissance d'une grande partie de leurs facultés intellectuelles, morales et affectives ne se rendent quelquefois aucun compte de leur position ni de ce qui les entoure. Ils se drapent dans leur dignité, portent la tête haute et se donnent, par leur maintien et leur démarche qu'ils s'efforcent de rendre imposante, un air de fierté et de grandeur qu'ils considèrent comme la partie indispensable et même principale de la haute position qu'ils occupent.

Dans leurs rapports avec les autres malades ils sont peu communicatifs, parlent le plus souvent de leur puissance, affectent le ton du commandement, sont quelquefois surpris et même indignés si on conteste leurs pouvoirs, la légitimité de leurs prétentions, si on résiste à leur volonté, si on méprise leurs ordres, mais surtout, si on les contraint à se soumettre à la règle commune.

L'amour-propre, la vanité, la fatuité, qui envahissent de préférence le cœur des femmes, font des reines et des princesses qui, tout en affectant ces airs de grandeur des fous ambitieux, semblent souvent préférer les parures, les louanges et les distinctions à la fortune et à la puissance.

Il n'est pas possible, d'une manière absolue du moins, de rapporter rigoureusement aux classifications le plus généralement admises de la nosographie mentale la forme de folie caractérisée par une prédominance des idées de grandeur. Cette forme du reste est discutable au point de vue spécial, car ce symptôme ne peut à lui seul constituer une maladie bien définie.

Les aliénés les plus différents dans l'ensemble de leurs manifestations psychiques et somatiques peuvent présenter cette prédominance de délire qui est souvent modifiée, transformée, remplacée dans le cours de la même affection par des idées absolument contraires.

Les idiots, les épileptiques, les maniaques, les déments, les lypémaniaques eux-mêmes ont souvent des idées de grandeur qui, dans certaines circonstances dominent leurs autres conceptions délirantes. Ces idées, nous ne pouvons les étudier et rechercher leurs rapports avec l'affection elle-même considérée dans son diagnostic, sa nature, son traitement, qu'autant qu'elles exercent une influence pivotale sur les manifestations physiologiques et surtout pathologiques qui nécessitent une médication spéciale et modifient considérablement le pronostic.

La folie non généralisée, avec délire plus ou moins restreint, d'après l'ancienneté de l'affection et quelques autres causes, offrant ce caractère spécial de la prédominance des idées de grandeur, fait partie, à certains points de vue, de la nombreuse classe des monomanies et des manies raisonnantes.

Il est cependant une variété particulière assez fréquente qui, offrant le plus grand intérêt pratique, semble s'isoler des formes de folie le plus généralement admises et présenter d'une manière constante ce symptôme psychique qui lui donne une valeur considérable au point de vue du diagnostic et de la thérapeutique.

Cette forme que nous appelons folie ambitieuse, désignation qui ne préjuge rien, a d'après nous de nombreux rapports avec la manie congestive de M. Baillarger. S'il existait une différence symptomatique, elle consisterait en ce que dans la manie congestive il peut ne pas y avoir prédominance du délire des grandeurs.

Il y a le plus souvent une lésion fonctionnelle des liquides de l'encéphale, point de départ ou conséquence plus ou moins immédiate qui entretient en les aggravant souvent par sa continuité et sa durée, des désordres psychiques et même somatiques qui nous donnent toujours les plus sérieuses inquiétudes.

Nous considérons que cette folie ambitieuse est le plus souvent accompagnée d'un état congestif de l'encéphale dont il serait extrêmement intéressant d'étudier la nature, son mode de formation et ses différents effets. Nous ne pouvons sur ce sujet émettre que quelques idées se rapportant directement à notre travail.

Ces congestions insidieuses, à peine perspectives, généralement passives, peuvent être sanguines, séreuses ou séro-sanguines et le plus souvent en relation intime avec un état particulier des méninges et des parois ventriculaires.

Si on cherche à se représenter un type de fou ambitieux, l'imagination donne immédiatement à cet homme un tempérament sanguin ou nervoso-sanguin, un air de grandeur factice, une physionomie satisfaite, épanouie, un regard hautain, des yeux vifs, une figure parfois vultueuse, animée par une légère congestion des capillaires de la face. Nous prêtons à l'organisme tout entier une activité fonctionnelle exagérée, une bonne constitution, un caractère violent, irascible ou empreint du dédain et du mépris de tout ce qui l'entoure. Cette fiction est une réalité qu'on rencontre fréquemment dans les asiles d'aliénés et dans la société.

Sans remonter à l'hérédité qui joue un rôle immense

dans toutes les formes de folie, il existe chez tous ces malades des dispositions originelles ou acquises qui se développent sous l'influence de la vie sociale de chaque individu, de sa position, du milieu qui l'entoure, des idées de l'époque, etc., etc.

Les mariages qu'on appelle de convenance, basés exclusivement sur les calculs intéressés, malheureusement si fréquents dans ce siècle où la soif de l'or est une des conditions essentielles de l'existence humaine, augmentent notablement le nombre des folies héréditaires.

Dans les nombreuses autopsies de fous ambitieux que nous avons faites, nous avons toujours été frappé de la densité remarquable de l'encéphale le plus souvent supérieure à l'état normal.

Les affections du cœur et des vaisseaux, les dégénérescenses atéromateuses des artères du cerveau, l'épaississement de leurs parois, les dilatations des veines et des sinus, les concrétions, les ossifications, les exsudations plasmatiques des méninges, se rencontrent souvent chez ces malades ; aussi n'est-il pas surprenant de les voir succomber à des congestions cérébrales ou à des hémorrhagies.

Nous signalerons une particularité que l'on rencontre bien des fois dans les autopsies et qui mérite la plus sérieuse attention, c'est la présence de la sérosité entre les deux feuillets de l'arachnoïde, entre l'arachnoïde et la pie-mère et dans les ventricules cérébraux.

La pie-mère est une membrane extrêmement délicate, essentiellement vasculaire et dont les fonctions très-actives et très-mal déterminées jusqu'à ce jour, sont de la plus haute importance pour l'étude de la pathologie cérébrale et en particulier du sujet qui nous occupe. Elle

est de toutes les parties du cerveau celle qui, proportionnellement à la masse, nécessite la plus grande quantité
de sang. Sa circulation est d'une activité remarquable,
aussi ses congestions passives, permanentes, même localisées, retentissent-elles sur tout l'encéphale.

La quantité de sang qui arrive au cerveau dans un
temps donné, doit être équivalente à celle qui en part
dans le même temps ; elle n'est pas égale, parce que dans
cet organe les phénomènes de nutrition et la formation
d'une faible quantité de sérosité en absorbent une partie
qui ne doit pas varier chez le même individu. Les plus
légères oscillations dans ces différences sont le point de
départ des désordres les plus graves.

Dans la paralysie générale progressive à forme congestive simple, qui à notre avis ne suffit pas pour constituer, caractériser et même déterminer cette affection,
ces congestions offrent toujours des particularités extrêmement importantes ; qu'elles soient le point de départ
ou une conséquence des lésions qu'on trouve plus tard,
elles ont un caractère d'irritation inflammatoire spécial.

Un organe quel qu'il soit et surtout le cerveau, peut
être sujet aux congestions sans avoir jamais de tendance
à l'inflammation ou même à l'irritation de Lallemand, à
la dégénérescence et au ramollissement chronique.

Les phénomènes et les accidents convulsifs se lient
généralement à cette spécialité congestive.

La manie congestive de M. Baillarger, qui précède
souvent la paralysie générale, peut guérir tant que les
congestions n'offrent pas ce caractère spécial de la péri-
méningo-encéphalite chronique diffuse.

M. Calmeil a signalé dans ses remarquables travaux,
sans toutefois l'expliquer complètement, une différence

extrêmement importante entre la folie, proprement dite, et la paralysie générale. Cette différence, basée sur l'état organique et fonctionnel de l'encéphale a facilité considérablement dans les cas douteux le diagnostic différentiel de ces deux affections.

Un fou ambitieux peut devenir paralytique, mais beaucoup moins souvent que le maniaque congestif, parce que chez l'un les congestions sont surtout passives sans aucune tendance à l'irritation ou à l'inflammation, tandis que chez l'autre les congestions sont le plus souvent actives avec une propension marquée à l'irritation qui préside souvent à des phénomènes ou accidents convulsifs, annonçant parfois le début de la paralysie générale.

Pour établir cliniquement la valeur de ce symptôme, prédominance du délire des grandeurs, nous ne pouvons mieux faire, après les considérations qui précèdent, que de rapporter quelques observations appropriées spécialement à notre sujet. Nous en déduirons facilement la thérapeutique qui doit être adoptée dans la majorité des cas.

Dégageons-nous tout d'abord d'une préoccupation extrêmement importante, traitée et élucidée depuis peu dans bien des circonstances et qui, vu les nombreux travaux qu'elle a provoqués, pourrait presqu'à elle seule faire le sujet d'un mémoire extrêmement sérieux. Nous voulons parler du délire des grandeurs dans la paralysie générale progressive considérée au point de vue du diagnostic différentiel.

Disons-le tout d'abord, le diagnostic différentiel de la folie ambitieuse et de la paralysie générale offre parfois au début de sérieuses difficultés ; aussi est-il prudent de ne pas se hâter ; d'attendre dans les cas douteux qu'il

existe un assez grand nombre de symptômes surtout somatiques pour qu'il n'y ait plus d'incertitude.

La paralysie générale progressive que nous ne pouvons
que signaler en passant, à cause des idées orgueilleuses
qu'on y rencontre quelquefois, diffère de la folie ambitieuse proprement dite, non par ses caractères physiques,
mais aussi et surtout par ses symptômes somatiques, sa
marche, sa durée et sa terminaison.

Indépendamment de la marche, des lésions cadavé-
riques, de l'état des pupilles, des mouvements vermicu-
laires et fibrillaires de la langue et des lèvres, de la
déviation de la bouche, de l'embarras de la parole et
d'autres symptômes somatiques de la paralysie générale,
nous nous bornerons à établir les particularités du délire
des grandeurs qui peuvent faire distinguer ces deux
affections.

Les idées ambitieuses se rencontrent souvent dans la
paralysie générale, mais elles manquent quelquefois et
cèdent la place au délire mélancolique ou hypocondriaque,
ou à l'excitation maniaque.

Les idées de grandeur chez le paralytique, sont isolées,
ne se rattachent à rien ; ces malades ne cherchent jamais
à se rendre compte comment ils sont devenus Dieu, empereur, roi, millionnaire, etc., ils ne s'inquiètent pas de
ce qui doit résulter de cette proposition, qu'ils acceptent
dans leur esprit et qui ne change cependant rien à leur
manière de vivre.

Ils se disent grands, tout-puissants et leurs actions font
un pénible contraste avec leurs idées ; ils sont désor-
donnés, malpropres, déguenillés et ne s'en croient pas
moins supérieurs à tout. Leur existence matérielle est
sans cesse en contradiction avec leurs idées dominantes.

Pour le paralytique, l'idée d'être roi ne se rattache à rien, ne l'oblige à rien ; il se complaît dans son délire et ne voit jamais en sa personne ou autour de lui les mille raisons qui détruisent ses chimères.

Le fou ambitieux a des idées de grandeur habituellement moins exagérées, et il rattache toujours ses idées à certains faits destinés à les confirmer. S'il se croit prince, par exemple, il explique comment il l'est devenu, ses idées ont toujours une liaison, il raisonne toutes les particularités de son délire, seulement il part de principes faux, et par des raisonnements qui présentent parfois une certaine justesse, il arrive toujours à des conclusions absurdes.

Dans ses habitudes, dans sa démarche, dans sa physionomie, sa manière de parler, il cherche à se donner une contenance en rapport avec ses convictions délirantes. Le monomaniaque qui se croit roi étudie sa physionomie, s'habille, marche, parle, etc., comme s'il l'était réellement ; tandis que le paralytique prend cette idée isolée et continue à être malpropre et désordonné dans tout.

CHAPITRE II

—

Quoiqu'il nous soit extrêmement facile de produire un grand nombre d'observations avec délire des grandeurs, nous nous bornerons au choix d'un petit nombre qui, prises dans trois groupes distincts, nous fournirons tous les éléments nécessaires pour établir les principes cliniques et thérapeutiques que nous avons en vue.

Nous ferons observer que ce travail très-incomplet, puisqu'il est dépourvu de toute notion bibliographique, ne renferme que des considérations et des observations inédites, puisées exclusivement dans notre clinique personnelle.

Obs. 1. — Délire aigu généralisé. Idées ambitieuses dominantes. Durée longue. Isolement. Hydrothérapie. Arséniate de soude. Guérison.

Le nommé X..., 25 ans, tempérament sanguin, bonne constitution, dont le père s'est noyé récemment, a été élevé très-durement par sa mère. — Douloureusement impressionné de la perte de son père, et se livrant à des excès alcooliques et vénériens, il est tombé dans un puits peu de temps avant les premières manifestations délirantes. Pris rapidement et successivement d'illusions personnelles et pathologiques, reniant tous les membres de sa famille et croyant reconnaître des étrangers qu'il n'avait jamais vus, il survient des hallucinations de l'ouïe et de la vue suivies d'insomnie plus ou moins complète; son délire aigu tend à se généraliser, ses facultés affectives sont annihilées, sa mémoire notablement troublée, il ne se rappelle aucune époque, son intelligence quoique dans le chaos est dominée par une idée qui persiste jusqu'à la fin de l'affection. Il se croit en campagne avec le maréchal Magnan, chargé de défendre l'empereur. Le feu qu'il voit dans ses hallucinations n'est autre chose que des incendies qu'on allume partout où on passe pour ne rien laisser derrière soi. Il entend le tambour, le canon, les coups de fusil, etc.

La famille le garde sans succès pendant près de deux ans avec des alternatives de calme relatif qui ne changeant rien à son état mental, éloignent plutôt les chances de guérison, aggravent le pronostic et diminuent la force d'action des médicaments qu'on emploie souvent longtemps après le début de la maladie.

Ce malade fut placé dans un établissement spécial et soumis par conséquent tout d'abord, par le fait seul de son entrée, à ce traitement moral dont nous voudrions pouvoir faire ressortir toute l'importance, qu'on appelle l'isolement.

Les symptômes s'étaient généralisés, l'agitation était excessive, mais l'idée fixe dominait toute la scène psychique. L'insomnie était complète, l'appétit assez bien conservé, le pouls fréquent et plein, les yeux brillants,. les pupilles très-dilatées, la physionomie animée ; la face rouge, turgescente, indiquait une congestion des capillaires de la face qui semblait retentir sur l'état de l'encéphale. Pour calmer cette agitation inquiétante nous prescrivons des bains de six heures avec un léger filet d'eau froide sur la tête. Au bout de quelques jours nous obtînmes un peu de calme, mais rien ne fut changé dans les conceptions délirantes.

Le malade prit en outre pendant trois mois tous les jours vingt gouttes de liqueur de Pearson (*arséniate de soude*). Cette médication nous parut diminuer l'état congestif, la raison se fit jour progressivement et quatre mois après son entrée ce malade était complètement guéri.

Réflexions. — Nous sommes porté à croire qu'au-dessous de cet ensemble psychique du délire aigu, il y avait un état congestif de l'encéphale qui jouait un rôle important dans toutes ces manifestations. — L'hérédité avait produit probablement un germe de folie ; ce germe s'est développé sous l'influence de causes physiques et morales, telles que l'éducation, le tempérament, les excès et le chagrin. — Le délire des grandeurs se rattache peut-être à l'état congestif de l'encéphale. Quoiqu'il en soit, le succès doit être attribué à la médication complexe qui a été employée et dont chaque partie explique l'action nécessitée et indiquée par l'état du malade. L'isolement a enlevé ce malheureux au milieu qui avait déterminé la folie et qui l'entretenait sans aucun doute. L'hydrothérapie a agi sur le système nerveux et calmé l'agitation ; enfin la préparation arsenicale en diminuant la plasticité du sang et rétablissant la normalité de la circulation cérébrale a fait disparaître l'état congestif et complété la guérison.

Obs. 2. — Hérédité. Délire calme, subitement aigu et généralisé. Période de stupeur. Agitation excessive. Idées ambitieuses. Médication arsenicale. Amélioration notable. En voie de guérison.

P..., 26 ans, célibataire, cultivateur, tempérament sanguin, forte constitution. Sa mère est morte aliénée. Affecté péniblement d'être obligé de partir pour son sort, il devient triste, taciturne, sans toutefois présenter aucun signe manifeste d'aliénation mentale.

En 1865 il apprend subitement la mort de son père et devient presque tout-à-coup expansif, bruyant, agité, il déchire et brise tout ce qui se trouve sous sa main. Il a de nombreuses hallucinations de l'ouïe et de la vue, se croit prince, roi, le pouvoir exécutif est dans ses mains, il peut renverser le monde, il a épousé une duchesse, etc. L'agitation augmente, le délire se généralise, l'incohérence des idées et des actes devient de plus en plus grande, et il n'est plus possible d'obtenir de ce malade une réponse compréhensible.

Sa physionomie est très-animée, la figure rouge, les yeux vifs, une mobilité excessive le pousse à courir de tout côté, il ramasse de l'herbe qu'il mange avec avidité. Nous lui prescrivons quelques bains prolongés et la liqueur de Pearson à dose croissante (*de* 10 *à* 20 *gouttes*). Ce traitement est suivi pendant près d'un an. Le malade a grand appétit, ses fonctions digestives sont très-régulières, le délire aigu cesse rapidement, mais nous observons encore çà et là des alternatives d'excitation

maniaque et de stupeur qui diminuent progressivement
d'intensité et de fréquence, si bien qu'après un an de
traitement le malade travaille depuis trois mois, il se
conduit convenablement et ne pense plus à ses idées
ambitieuses dont il se rappelle cependant.

Réflexions. — Cette observation extrêmement succinte
renferme cette particularité remarquable que l'état congestif lié au délire ambitieux a été pour nous la principale
indication du traitement qui a du reste parfaitement
réussi. La médication arsenicale dans des cas semblables
est appelée à rendre les plus grands services ; nous aurons
plus tard à en faire ressortir les avantages.

Obs. 3. — Délire ambitieux alternativement calme ou
aigu, restreint ou généralisé. Périodes expansives et
dépressives. Rechute. Médication arsenicale. Guérison.

X..., 42 ans, bourrelier, marié, tempérament nervoso-
sanguin, bonne constitution, entré trois fois dans un
asile d'aliénés. Chaque fois il a présenté les symptômes
de folie coïncidant avec une grossesse de sa femme. La
première fois, il y a environ dix ans, il n'a été malade
que pendant quatre mois ; la première rechute s'est produite cinq à six mois après et a duré de huit à dix mois.
La dernière manifestation ne s'est produite que sept ans
après pendant la troisième grossesse de sa femme. Il se
croit riche, coupe en petits morceaux le cuir qu'il a chez
lui, va courir de tout côté, ne veut parler à personne, sa
physionomie est sombre, inquiète, sa face est congestionnée, le pouls fréquent, il paraît avoir des hallucinations de tous les sens.

Parfois il se croit général et commande l'exercice, puis

pendant quelques jours il devient pensif, circonspect, évite le monde qu'il paraît mépriser, cherche l'isolement, et si on lui demande comment il est, il dit qu'il ne dort pas, mais qu'il prie toute la nuit.

Après une de ces périodes de dépression il devient expansif, se croit un grand orateur, déclame et gesticule pendant des heures entières après lesquelles il reprend son air de mauvaise humeur.

Ce malade prend de l'arséniate de soude pendant dix-huit mois, il travaille bien depuis longtemps, ses symptômes psychiques s'effacent insensiblement, et il demande après deux ans de séjour dans l'asile à être rendu à sa famille et à ses occupations habituelles, ce à quoi il ne pensait pas un mois auparavant. Il s'est rappelé toutes ses divagations et est sorti avec la jouissance complète de toutes ses facultés.

Réflexions. — L'impression produite sur le cerveau et l'organisme de ce malade par l'état de grossesse de sa femme paraît avoir été la cause déterminante de la folie. Il s'est peut-être produit chez cet homme de légères congestions, tantôt sanguines, tantôt séreuses, qui expliqueraient le délire successivement dépressif et expansif.

Les idées religieuses exagérées se mélangent souvent avec le délire ambitieux, surtout dans certaines contrées de la France dont il serait intéressant de faire une étude morale, puisée dans l'histoire particulière de chaque contrée, dans ses mœurs, ses habitudes, ses idées superstitieuses, etc., etc.

Le délire ambitieux était encore ici lié à un état congestif qui a été modifié et supprimé par la médication employée avec un succès évident dans cette forme spéciale de folie.

Obs. 4. — Délire restreint. Calme ambitieux. Idées religieuses. Rechutes. Anémie. Médication tonique reconstituante. Guérison.

X..., 45 ans, cultivateur, sachant lire et écrire, tempérament nervoso-sanguin, forte constitution, s'est adonné à la lecture et à des préoccupations incompatibles avec sa profession. Ses premières manifestations délirantes remontent à 1855, il eut une rechute en 1862, fut repris de nouveau en 1865 et placé dans un asile d'aliénés. Cet homme, dont la physionomie est intelligente, présente dès le début des symptômes manifestes d'anémie, sa face est pâle et ses lèvres décolorées. Il a des prétentions à la littérature, à la philosophie, il sait déchiffrer les hiéroglyphes et pense_ publier bientôt ses ouvrages, il veut créer une religion plus parfaite que celles qui existent et désire provisoirement devenir Israëlite, etc.

Il déchire son mouchoir pour s'en faire une cravate et ses vêtements pour envelopper ses pieds afin d'en chasser le sang qui, dit-il, s'y est accumulé.

Plein de ses idées ambitieuses, il méprise tous ceux qui l'entourent ; il s'irrite parfois et montre même une certaine agitation si on veut le forcer à suivre la règle commune. Pendant quinze mois cet homme est soumis à une médication tonique reconstituante (*vin pur, fer, quinquina*), son anémie disparaît peu à peu, les forces augmentent, les idées ambitieuses sont moins exagérées et la raison se fait jour peu à peu si bien qu'au mois de janvier 1867 il sort de l'établissement avec la pleine jouissance de ses facultés.

Réflexions. — Il s'agit ici d'un cas type de folie ambitieuse qui n'a pas été traitée par la médication que nous avons le plus expérimentée dans des cas semblables.

Il est possible que les préparations arsénicales qui, quoique appartenant aux altérants sont aussi toniques et reconstituantes, auraient produit un bon effet dans ce cas ; mais en présence d'un état organique parfaitement défini, l'anémie qui entretenait, si elle ne les avait produits, les désordres psychiques, il était tout naturel d'employer la médication indiquée par cette altération des liquides.

On doit toujours rechercher avec la plus grande attention dans la plupart des formes de la folie les indications organiques et fonctionnelles qui doivent former la base du traitement ; c'est le moyen le plus sûr d'obtenir de brillants résultats.

OBS. 5. — ALCOOLISME. DÉLIRE AMBITIEUX ET RELIGIEUX. LÉGÈRE EXCITATION. HALLUCINATIONS. ISOLEMENT. HYGIÈNE. RÉGIME. GUÉRISON.

X...., 35 ans , cultivateur , tempérament bilioso-sanguin, bonne constitution, d'un caractère facile mais un peu vif, s'est livré depuis cinq à six ans à des excès continuels de boissons. En juillet 1867, cet homme devient irritable, fait des menaces, allume du chaume devant sa maison, il présente quelques hallucinations de l'ouïe et on le place dans un asile d'aliénés.

Ce malade est débilité , légèrement agité, parle avec un peu de volubilité, dit qu'il a tout inventé, le monde lui appartient, il a fait des miracles, il est Jésus-Christ. On lui donne du vin et une bonne alimentation, et vers le milieu du mois d'août le calme est complet. Il travaille bien, sa santé physique s'améliore visiblement, toutes les conceptions délirantes s'effacent peu à peu, les facultés intellectuelles qui n'ont jamais été bien développées sont dans un état normal, les facultés affectives sont parfaitement conservées, il demande souvent des nouvelles de sa femme et de ses parents, reconnaît l'absurdité de ses idées ambitieuses et sort à la fin de septembre complètement guéri de son affection mentale, conséquence évidente de ses excès alcooliques et premier avertissement rarement salutaire pour l'avenir.

Réflexions. — Cet homme a été atteint de folie alcoolique avec prédominance de délire ambitieux et religieux en rapport avec sa constitution, son tempérament, le milieu social où il a vécu et aussi les altérations fonctionnelles des liquides de l'encéphale produites par l'empoisonnement alcoolique.

La guérison a été obtenue sans médication spéciale, sous l'influence seule de la vie réglée, de l'absence d'excès (*sublata causa, tollitur effectus*) et de l'isolement.

Obs. 6. — Folie ambitieuse. Délire religieux et des persécutions. Embarras gastriques, constipation. Congestion passive. Purgatifs. Bains prolongés. Médication arsenicale. Guérison.

X..., 26 ans, cultivateur, tempérament sanguin, forte constitution, a eu de nombreuses convulsions dans son enfance; un des ses cousins-germains est idiot.

Il y a un an environ, peu de temps après être guéri d'une pneumonie pour laquelle on lui a fait plusieurs saignées et appliqué deux vésicatoires, son caractère s'est modifié peu à peu. Habituellement enjoué et communicatif il devient sérieux et réservé. Dès le début il devenait souvent rouge et manifestait des idées orgueilleuses qui lui faisaient faire des projets absurdes ; il se croyait supérieur à toutes les personnes qu'il fréquentait. Ces symptômes n'étaient pas continuels et il resta environ quatre mois dans un état assez satisfaisant.

Il eut l'idée de se marier et demanda sa cousine qui ne voulut pas consentir ; à partir de ce moment la maladie marcha rapidement. Ses idées d'orgueil prirent un grand développement en même temps que les congestions de la face devenaient plus fréquentes et plus graves. Dédaignant sa famille il en vint à la haïr et il fit plusieurs fois des menaces à son père. On consulta un médecin qui n'ayant pu obtenir aucune réponse du malade se borna à conseiller la plus grande surveillance.

L'affection mentale suivant sa marche progressive et envahissante se complique en outre de la perversion des facultés affectives et du délire ambitieux prédominant, d'accès d'agitation augmentant en fréquence et en durée, de conceptions délirantes bizarres et d'idées de possession du démon.

Quelques jours avant son entrée dans un asile d'aliénés, il s'était glissé pendant la nuit dans un cimetière, avait brisé à coups de pierre les vitres de l'église et arraché les croix des tombeaux. Il montrait alors une grande agitation, des illusions sensorielles nombreuses, des hallucinations internes violentes et prolongées, de l'insomnie ; son pouls était fréquent, sa face rouge, sa physionomie animée, ses yeux brillants ; sa langue saburrale et une constipation opiniâtre, rebelle même aux premières tentatives faites pour la combattre, entretenait l'état congestif, l'agitation et le délire ambitieux qui cédèrent presque complètement dès que nous eûmes fait cesser par des purgatifs salins l'encombrement des intestins.

Quelques bains prolongés complétèrent le calme et amenèrent un peu de sommeil. L'appétit assez lent à venir fut réveillé après quinze jours de médication arsenicale.

Le malade se mit à travailler avec assez de goût; le délire ambitieux, les idées de possession, les états congestifs et la perversion des facultés affectives s'effacèrent peu à peu, et après quatre mois de traitement le malade sortit complètement guéri.

Réflexions. — Il n'est pas rare de rencontrer chez des hommes vigoureux, à tempérament sanguin, des congestions passives et quelquefois actives, plus ou moins violentes, survenues à la suite de saignées copieuses et répétées.

Les troubles de la circulation perpétués et rendus dangereux par la production d'une trop grande quantité de sang dans un temps donné peuvent être quelquefois provoqués et le plus souvent entrenus par un désordre des fonctions digestives caractérisé surtout par l'embarras gastrique et la constipation opiniâtre. Il y a donc là une indication de premier ordre qu'il n'est pas permis de négliger.

Nous avons vu encore dans ce cas, en même temps que le mélange du délire ambitieux et religieux, un état congestif spécial en rapport constant avec le trouble psychique prédominant.

Nous avons la conviction que cet homme resté chez lui n'aurait pas guéri et que son affeetion se serait sans cesse aggravée.

L'isolement en éloignant toutes les causes qui entretenaient le délire et l'aggravaient, nous a permis d'instituer une médication dont les effets se sont joints à l'influence morale que nous avons pu exercer.

Le rétablissement des fonctions digestives par les purgatifs salins et l'action sur le sang du traitement arsenical ont constitué la base essentielle de la médication curative.

OBS. 7. — FOLIE AMBITIEUSE. DÉLIRE PARTIEL CALME TRÈS-RESTREINT D'ABORD, SE GÉNÉRALISANT RAPIDEMENT. AGITATION. ÉTAT CONGESTIF. MÉDICATION ARSENICALE. GUÉRISON.

X..., 15 ans, cultivateur, tempérament sanguin, bonne constitution, d'un caractère doux, facile, enjoué, très-affectueux pour ses parents, changea peu à peu d'habitudes et de sentiments, et ce n'est qu'à la longue qu'on s'aperçut qu'il était atteint d'une maladie mentale.

Il était difficile à vivre, évitait de jouer avec ses camarades, obéissait avec répugnance, parlait dédaigneusement de ses parents; et on vit apparaître des idées d'orgueil et d'ambition qui dominant bientôt tous les autres symptômes, vinrent affirmer la nature de la maladie.

Il se croit beaucoup plus intelligent et instruit que toutes les personnes qui l'entourent, son père est incapable de diriger sa ferme sans ses conseils et il veut imposer ses volontés.

La face se congestionne, la circulation cérébrale est activée, les idées ambitieuses augmentent et il va un jour seul dans un marché où il achète des bestiaux à l'insu de ses parents. On le surveilla, il s'en aperçut et froissé dans son amour-propre, il montre une assez grande agitation. Il se livra à de violentes colères qui devinrent de plus en plus fréquentes; il injuriait ses parents, leur disait qu'ils n'étaient bons à rien, que lui seul était capable de bien mener les affaires.

Avant d'être placé dans un asile d'aliénés, d'où il est du reste sorti guéri deux mois après son entrée, il montait s'enfermer dans un grenier et faisait du tapage toute la nuit pour empêcher ses parents de dormir.

Le jour de son entrée à l'asile il se met dans une violente colère et fait des menaces auxquelles on ne fait aucune attention, aussi se calme-t-il rapidement et il se contente de dire que tout va aller de travers chez lui et que ses parents vont être ruinés.

Sa figure est rouge, sa physionomie épanouie, et il a l'air très-satisfait de lui-même.

Il prend tous les jours une cuillerée à café d'une liqueur composée de 200 grammes d'eau et 25 centigrammes d'arséniate de soude.

Peu de temps après le début du traitement il travaille avec assez d'assiduité, abandonne rapidement ses idées ambitieuses, devient doux, poli, timide, et sort complètement guéri deux mois après son entrée.

Réflexions. — Cet enfant, sous l'influence d'un état congestif de l'encéphale, a eu des idées de grandeur qui augmentaient rapidement tant qu'il est resté chez lui, et ont diminué bien vite dès qu'il a été isolé et soumis à une discipline un peu sévère qui n'a pas peu contribué à le ramener à la réalité.

La médication arsenicale en détruisant l'état congestif a complété et consolidé la guérison.

Obs. 8. — Folie périodique. Idées ambitieuses avec excitation maniaque. Dysménorrhée. Médication a la teinture d'iode. Rétablissement de la menstruation. Guérison de l'affection mentale.

Femme X...., 37 ans, tempérament nervoso-sanguin,

bonne constitution, a été menstruée avec beaucoup de difficulté à l'âge de 13 ans. Depuis elle a eu souvent de la leucorrhée et ses époques sont devenues de plus en plus irrégulières. Il y a 17 mois elle a fait un accouchement pénible et a perdu beaucoup de sang; à la même époque la mort de sa sœur lui a causé beaucoup de chagrin; peu de temps après, au moment où la menstruation allait se rétablir, la folie éclate; elle dédaigne de s'occuper de sa maison, elle va devenir une grande dame, riche, puissante, il faut qu'elle aille à Paris; aussi un jour elle prend tout l'argent qu'elle trouve et part. On l'arrête et elle est conduite dans un asile d'aliénés.

Elle se calme rapidement et reste assez bien pendant près d'un mois, prenant tous les jours dix gouttes de teinture d'iode dans une potion. Mais au moment où la menstruation va revenir, elle souffre, s'agite, veut partir, sa mémoire est troublée; enfin le sang vient en assez grande abondance, l'excitation maniaque continue pendant quelques jours et est bientôt remplacée par une lucidité complète.

Sous l'influence d'un bon régime, la malade prend des forces, la menstruation se régularise peu à peu, il n'y a plus de leucorrhée, les périodes de délire partiel disparaissent complètement et la malade sort guérie après huit mois de traitement.

Réflexions. — Le désordre des fonctions génitales est la principale cause de cette folie dont le caractère périodique se rattache directement aux conditions menstruelles.

La guérison que nous avons obtenue avec assez de facilité nous paraît devoir être attribuée à l'isolement, au régime et surtout à la médication iodée qui nous a donné de brillants résultats dans un grand nombre de cas de dysménorrhée.

OBS. 9. — DÉLIRE AIGU GÉNÉRALISÉ. ÉTAT CONGESTIF. IDÉES RELIGIEUSES ET AMBITIEUSES EXAGÉRÉES. IRRÉGULARITÉ DES FONCTIONS DIGESTIVES. PÉRIODE DE PROSTRATION. RECHUTE. MÉDICATION ARSENICALE. GUÉRISON.

X..., enfant trouvé, 18 ans, domestique, tempérament sanguin, bonne constitution, devint sans cause appréciable connue, triste, morose, rêveur, il fuyait la société des personnes qui l'entouraient et répondait brusquement avec un air de mauvaise humeur et même de mépris à toutes les questions qu'on lui adressait, surtout s'il s'agissait de sa santé. Son travail devint irrégulier, bientôt il ne voulut plus rien faire et fit dès lors de grandes difficultés pour se nourrir, il maigrit et une agitation violente nécessite un placement immédiat dans un asile d'aliénés.

Il crie, marche à grands pas, se dit Jésus-Christ, il voit des anges qui lui parlent; sa figure est très-congestionnée, ses fonctions digestives sont irrégulières, il est constipé depuis plusieurs jours. Sous l'influence de purgatifs salins et de quelques bains prolongés, l'agitation diminue rapidement, le calme se rétablit imparfaitement et il survient une prostration prononcée contrastant avec l'agitation et faisant pour ainsi dire ressortir l'affaiblissement, la débilitation de la santé générale.

Il suit pendant deux mois un régime fortifiant et une médication tonique reconstituante, l'état général s'améliore visiblement, l'appétit se régularise, l'état mental s'amende et nous croyons à une guérison prochaine, lorsque les idées ambitieuses et religieuses se montrent de nouveau et nous assistons à une crise exactement semblable à la première. Cependant cette période d'agitation est de moins longue durée que la première, le calme arrive promptement ; nous nous empressons d'instituer pour ce malade la médication arsenicale (*Arséniate de soude*) à dose croissante.

Toutes les fonctions se rétablissent comme par enchantement, les accidents congestifs s'effacent, le malade travaille bien et engraisse d'une manière surprenante.

Dans la crainte d'un nouvel accès, il reste encore quatre mois dans l'établissement et en sort complètement guéri environ sept mois après son entrée.

Réflexions. — Les médications employées, quoique concourant au même but, offrent cette particularité remarquable, qu'elles ont été appropriées, chacune en particulier, au concours des causes immédiates qui avaient provoqué ou entretenaient les manifestations symptomatiques que nous avons indiquées sommairement.

Les purgatifs ont supprimé la cause permanente qui entretenait l'état congestif, les bains prolongés ont calmé l'agitation et préparé l'organisme à la régularisation des fonctions. Le régime et la médication tonique reconstituante ont donné au sang la force qui lui manquait, mais le trouble fonctionnel de la circulation n'a été détruit que par le traitement arsenical qui a été suivi de près par le rétablissement complet de la raison, la circulation normale de l'encéphale et l'engraissement remarquable du malade.

OBS. 10. — DÉLIRE AMBITIEUX ET RELIGIEUX. DÉLIRE PARTIEL SE GÉNÉRALISANT. HALLUCINATIONS. PERVERSION DES

FACULTÉS AFFECTIVES. IDÉES DE PERSÉCUTION. CHRONI-
CITÉ. AFFAIBLISSEMENT INTELLECTUEL. DÉMENCE CONSÉ-
CUTIVE.

X..., 38 ans, commis, tempérament bilioso-sanguin,
bonne constitution, prétend avoir entendu des voix dès
l'âge de quinze ans. Placé dans un asile d'aliénés, en
1860, il se dit très-riche, grand poète, grand philosophe,
grand acteur, il veut établir une religion universelle, car
ces voix lui ont dit qu'il était le nouveau messie attendu
par les Juifs. Ses parents sont de grands criminels qui ont
commis beaucoup de vols et peut-être des meurtres ; il
n'est pas leur fils, ils l'ont enlevé tout enfant à ses parents véritables. Profondément paresseux, il refuse de
travailler, car il est souffrant, puis baron, roi, Dieu.

Sa figure rougit avec la plus grande facilité ; il méprise
ou déteste toutes les personnes qui l'entourent, paraît
absorbé par ses idées délirantes et depuis quelque temps
les voix qui lui parlent lui viennent de deux personnes
distinctes qui lui donnent des conseils contradictoires
entre lesquels il ne sait pas choisir.

La maladie affecte une chronicité qui rend le pronostic
très-fâcheux, elle fait de sensibles progrès et tend à se
transformer assez rapidement en démence.

L'intelligence s'affaiblit, la mémoire est très-infidèle,
ses facultés affectives sont toujours perverties, au délire
des grandeurs sont venues se joindre des idées de persécution qui se sont généralisées.

Il se rappelle très-imparfaitement les faits anciens, les
lettres qu'il a écrites sont très-incohérentes, mais on y voit
toujours dominer les idées d'orgueil et de persécution,
car il se croit entouré d'ennemis qui veulent le voler et le
faire mourir.

Ce malade n'a suivi au commencement aucun traitement spécial, et en ce moment toute tentative serait inutile, car nous le considérons comme absolument incurable.

Réflexions. — La chronicité permanente est un signe d'incurabilité d'une extrême importance, la suractivité fonctionnelle qu'on observe le plus souvent au début des affections mentales avec prédominance du délire des grandeurs a produit des désordres irrémédiables qui suffisent à eux seuls pour perpétuer l'affection sans le secours de la cause qui les a déterminés à la longue.

Obs. 11. — Manie. Maux de tête. Symptômes de paralysie générale. Délire ambitieux. État chronique. Calme complet.

X..., 58 ans, cultivateur, tempérament neryososanguin, bonne constitution, a été traité une première fois en 1850 pour des symptômes de manie aiguë, survenus à la suite de violents maux de tête. A cette époque on diagnostique une paralysie générale progressive. En 1853, le même médecin confirmant son premier diagnostic constate que l'affection a fait des progrès et offre les principaux caractères suivants ; excitation maniaque, loquacité, délire ambitieux, embarras de la parole.

Pendant plus de dix ans l'état mental reste à peu près stationnaire et l'embarras de la parole n'existe plus depuis longtemps.

Puis survient un affaiblissement des facultés affectives, de l'amnésie et une incohérence croissante dans les idées. Il est difficile de saisir quelque chose de raisonnable dans ses réponses ; il parle avec volubilité, ignore son âge et le temps qu'il a passé dans l'asile où il est enfermé depuis longtemps, il pourrait, dit-il, se tromper d'une minute et le diable l'emporterait; il a la Bible, il est le fils de l'homme; tous les médecins sont à lui; il parle de châteaux, se croit le maître de l'établissement et travaille bien.

En 1867, il est impossible de trouver chez cet homme, depuis longtemps parfaitement calme et bon travailleur, le moindre trouble de la sensibilité ou du mouvement. L'affaiblissement de son intelligence fait des progrès très-peu sensibles. Il est rendu à sa famille parfaitement en état de gagner sa vie sans toutefois être considéré comme guéri ou même curable.

Réflexions. — Cette affection semble avoir débuté par un état congestif de l'encéphale qui a amené peu à peu des troubles fonctionnels dont la chronicité et la longue durée ont enlevé à jamais toute chance de guérison complète.

Les maux de tête, l'excitation maniaque, l'embarras de la parole et le délire ambitieux viennent à l'appui de notre opinion qui nous porte à croire qu'un traitement spécial appliqué dès le principe aurait peut-être amené la guérison reconnue impossible dix-sept ans après.

Il semble que la substance cérébrale sous l'influence congestive, s'imprègne pour ainsi dire des idées de grandeur qui détruisent peu à peu son activité psychique et conduisent ainsi le malade à la décadence intellectuelle.

Obs. 12. — Exagération des idées religieuses. Délire ambitieux aigu généralisé. Congestion pulmonaire et cérébrale. Décès.

X..., 46 ans, brillante éducation, tempérament nervoso-sanguin, forte constitution, après avoir manifesté pendant plus d'un an une exagération croissante des idées religieuses, a souvent des absences, paraît absorbé, se prive de nourriture sous prétexte de suivre les lois de l'Eglise, et finit par passer des nuits en prières. Il montre dès-lors une insomnie complète et une exaltation très-inquiétante ; son délire prend un caractère d'acuité et devient rapidement alarmant pour sa famille, car il est dominé par l'idée qu'il va être pape, et qu'il doit faire le sacrifice des siens. Il ne cesse de chanter et de parler haut d'une façon de plus en plus incohérente.

On lui fait de copieuses saignées, il prend du sulfate de quinine à haute dose, parce qu'on avait cru remarquer de l'intermittence dans son agitation, mais le délire aigu augmente, et ce n'est que plusieurs jours après que nous voyons ce malade.

Nous le trouvons très-affaibli, amaigri, extrêmement agité ; ses paroles n'ont aucune suite, on ne peut parvenir à fixer son attention tant il est occupé de ses chants, de ses divagations et surtout des hallucinations continuelles de l'ouïe et de la vue qu'il paraît avoir.

Sa figure est pâle, ses lèvres décolorées, son pouls petit et fréquent, et ses intestins sont remplis de matières. Nous apprenons que ce malade était depuis longtemps sujet à des constipations opiniâtres.

En présence d'un état si grave, nous nous empressons de faire connaître à la famille l'imminence sérieuse d'une mort prochaine.

Nous prescrivons 20 grammes de sirop de chlorhydrate de morphine et deux lavements purgatifs.

Le malade est un peu moins agité et rend quelques matières très-dures, mais ses intestins sont encore encombrés. Il semble toujours qu'il va être frappé d'une congestion cérébrale. Nous lui administrons deux gouttes d'huile de croton tiglium qui produisent peu d'effet.

Plusieurs lavements purgatifs ont vidé l'intestin quoiqu'incomplètement. Huit jours se passent dans des alternatives d'agitation excessive et de calme relatif. Le sirop de morphine n'a pu diminuer l'insomnie. Enfin la face se congestionne, nous appliquons aussitôt des sinapismes et tout rentre dans l'ordre.

Mais deux jours après, il survient une formidable congestion pulmonaire qui résiste à tout traitement, abat le malade et produit un état de calme extrêmement pénible pendant lequel ce malheureux recouvre en partie sa raison, reconnaît les personnes qui l'entourent, prononce quelques paroles très-justes et est obligé de s'arrêter pour respirer. Les râles muqueux se multiplient, le cerveau se congestionne et une agonie rapide mais très-douloureuse termine cette existence.

Réflexions. — Cette observation que nous regrettons de ne pouvoir compléter par l'autopsie, offre cependant un grand intérêt pratique.

Nous y voyons une succession remarquable de symptômes qui paraissent liés ensemble et caractériser de la manière la plus formelle la nature de l'affection.

Le tempérament nervoso-sanguin, l'exaltation religieuse, la constipation opiniâtre, un état congestif de l'encéphale lié dès son apparition au délire ambitieux ; la généralisation et le déplacement de la congestion, telle est la chaîne symptomatique extrêmement grave par elle-même, combattue dès le principe par une médication qui, à notre avis, a affaibli le malade sans toucher à la maladie.

Pour corroborer les considérations cliniques qui se rattachent directement aux observations qui précèdent et justifier jusqu'à un certain point la thérapeutique parfois variable que nous avons adoptée, nous croyons devoir ajouter quelques cas de folie ambitieuse complétés par l'autopsie.

OBS. 13. — FOLIE AMBITIEUSE. HÉRÉDITÉ. EXCITATION MANIAQUE. HÉMIPLÉGIE PASSAGÈRE. L'AFFECTION DURE 17 ANS ET SE TERMINE PAR UNE APOPLEXIE CÉRÉBRALE. AUTOPSIE.

X..., 57 ans, menuisier, tempérament sanguin, bonne constitution, dont une sœur est morte aliénée, après avoir insensiblement changé de caractère et d'habitudes est devenu irascible, violent et a manifesté dès le principe (en 1857) des idées orgueilleuses et de persécution qui l'ont poussé à des agressions et des actes de violence ayant nécessité son arrestation et son placement immédiat dans un asile d'aliénés.

Il montre d'abord quelques périodes d'excitation maniaque, il est rebelle et menaçant, mais une légère douche le corrige et l'assouplit, et après la correction, les bons procédés le calment et le rendent très-docile.

Il dit appartenir à une grande famille, il a été décoré de la Légion d'honneur par la duchesse de Belle-Lune; il a de nombreux titres héréditaires qui lui assurent des rentes. Il offre souvent des tendances aux congestions cérébrales, et son délire devient rapidement chronique.

Il reste dans cet état pendant plusieurs années sans jamais présenter ni affaiblissement de l'intelligence, ni troubles de la sensibilité et du mouvement.

En 1866, il est pris subitement d'une paralysie de la jambe droite qui dure trois semaines; son intelligence s'affaiblit.

En 1867, il se produit une deuxième hémiplégie; la maladie se transforme en démence et se termine brusquement un an après par une apoplexie cérébrale.

Nécropsie. — 38 heures après la mort.

L'encéphale pèse 500 grammes.

Dure-mère épaissie, résistante, dégénérescence athéromateuse des artères du cerveau. Aucune trace d'adhérences, les méninges se détachent très-facilement, diminution de calibre des veines. A la coupe, sablé caractéristique de l'hypérémie cérébrale. Ventricules latéraux très dilatés, remplis de sérosité sanguinolente; parois ventriculaires considérablement ramollies surtout à gauche. Caillot fibrineux de la grosseur d'une noisette dans la couche optique gauche. Ce caillot brun est d'une certaine fermeté.

Les plexus choroïdes sont d'une couleur lie de vin. Le cervelet est congestionné et légèrement ramolli; sa substance grise est d'une couleur plus foncée qu'à l'état normal.

La protubérance est normale et le bulbe légèrement ramolli.

Réflexions. — Nous n'avons pas institué de traitement spécial pour ce malade, car, lorsque nous l'avons vu, il était absolument incurable.

Les idées ambitieuses étaient essentiellement liées à un état congestif de l'encéphale. Les congestions passives plus ou moins prolongées et interrompues ou accrues par une poussée sanguine qui se manifestait çà et là ont déterminé dans l'appareil circulatoire de l'encéphale et dans la substance cérébrale elle-même des désordres organiques annoncés pendant la vie par les accidents congestifs et apoplectiques avec l'hémiplégie passagère, et dont l'autopsie nous a révélé les lésions extrêmes qui se sont produites à la longue après une succession, facile à déterminer, d'altérations progressives de toutes les parties.

Le sablé caractéristique de la congestion cérébrale, et la sérosité sanguinolente renfermée dans les ventricules nous rendent compte de la mort assez rapide qui est survenue. Mais cette cause dernière préparée par toutes les lésions progressivement croissantes de la dure-mère, des artères, des veines et des parois ventriculaires était pour ainsi dire annoncée par les deux congestions précédentes dont une s'est compliquée d'hémorragie limitée dans la couche optique gauche traduite par une hémiplégie droite de courte durée.

Le cerveau de cet homme était volumineux et très lourd. Cette densité considérable que l'on rencontre dans la plupart des cas de ce genre est évidemment la conséquence d'une activité fonctionnelle exagérée et d'une difficulté croissante dans la circulation sanguine.

OBS. 14. — FOLIE AMBITIEUSE. IDÉES RELIGIEUSES. EXCITATION MANIAQUE. HYPERTROPHIE DU COEUR. MORT SUBITE. AUTOPSIE.

X..., 50 ans, menuisier, célibataire, tempérament nervoso-sanguin, bonne constitution, dont les premières manifestations délirantes de nature ambitieuse remontent à l'année 1848, n'a été placé dans un asile d'aliénés qu'en 1854, dans les circonstances suivantes :

Il s'était enfermé chez son frère malgré sa volonté, et

menaçait de tuer avec une hache le premier qui oserait l'approcher, disant aux gendarmes qu'il était plus puissant que l'empereur.

Ce malade avait alors de nombreuses hallucinations de l'ouïe et de la vue, était très-irritable et se livrait souvent à des emportements violents pendant lesquels il ne respectait personne. Il avait souvent des accès d'oppression qui ont été pris pour des attaques d'asthme et n'étaient en réalité que la conséquence d'une hypertrophie considérable du cœur.

Son délire, quoique assez restreint, a grandi insensiblement sans jamais changer de caractère. Il est le Dieu créateur, il a réformé les lois, la terre lui appartient, il est tourmenté par des esprits qui lui parlent, lui disent des injures, veulent lui faire du mal et lui enlever sa puissance.

Sa face se congestionne parfois considérablement et dans ces moments il parle davantage.

Il vit depuis plusieurs siècles, quand il meurt il revient, s'il le veut, à la vie sous une autre forme. On l'a mis dans un asile pour le détruire, mais on n'a pas pu y arriver. Il a créé trois trillions d'hommes, il gagne au moins six cent mille francs par jour. Les esprits sont des hommes qui sont morts et se sont envolés au ciel. Ceux qu'il a créés le défendent contre ceux qui veulent ruiner sa puissance. Il est roi, gouverneur de sa terre, fait fabriquer monnaie, donne de l'argent à son peuple quand il en a besoin et le reste des impôts lui revient.

Il travaille à la menuiserie, parle souvent seul et a toujours un morceau de bois ou d'ardoise sur lequel il écrit.

Il ne présente aucun trouble de la sensibilité et du mouvement. Il a une hernie inguinale droite. Ses facultés affectives, perverties d'abord, se sont effacées à la longue. Son intelligence s'est affaiblie, ses accès de suffocation sont devenus plus fréquents et plus graves, il devenait rapidement égoïste, craintif, pusillanime. Aucun traitement n'a pu améliorer son état et il a succombé subitement en 1867, à cinq heures du matin, au moment où il descendait de son lit pour s'habiller.

Cette terminaison brusque est un cas type de ce qu'on appelle la mort subite dont on s'est occupé dans ces derniers temps.

Nécropsie. — 29 heures après le décès.

Longueur du corps, 1^m 70.

Poids, 155 livres.

Embonpoint, muscles très-développés. Sur la face antérieure du corps, la peau est d'un rouge vineux, depuis le haut du cou jusqu'à la partie inférieure de l'abdomen. La partie postérieure du thorax est d'un rouge plus foncé. La région précordiale présente une voussure considérable.

Hernie inguinale droite.

Les poumons sont légèrement décolorés, le gauche est refoulé en haut par le cœur hypertrophié. Quelques adhérences à droite en haut et en arrière, plus étendues à gauche.

Le poumon gauche pèse 630 grammes ; le droit 855 gr. et à la coupe ils ne présentent aucune altération.

Le péricarde est épaissi et renferme environ un tiers de verre de sérosité ; sa surface interne est pâle et n'offre aucune trace d'inflammation.

L'aorte est rétrécie et friable. A sa naissance, entre la membrane d'enveloppe musculaire et la fibreuse se trouve un caillot noir volumineux.

En versant de l'eau dans l'aorte, elle tombe immédiatement dans le ventricule gauche. Il y a une insuffisance considérable des valvules sigmoïdes de l'aorte.

Le cœur est très-hypertrophié. Dans la cavité dilatée du ventricule gauche se trouve un caillot blanc fibrineux. Les parois du ventricule sont très-épaissies et très-fermes, les colonnes charnues sont remarquablement hypertrophiées.

Les parois du ventricule droit sont aussi très-épaisses et sa cavité diminuée. (*Hypertrophie concentrique*).

Les oreillettes n'offrent aucune particularité.

Le poids du cœur est de 750 grammes. (*Ce poids est bien supérieur au poids normal*).

Le cuir chevelu est un peu épais et le muscle occipito-frontal très-développé, le diploé des os du crâne est compacte et volumineux.

La dure-mère un peu épaissie, adhérente au feuillet pariétal de l'arachnoïde, offre une arborisation remarquable ; ses vaisseaux sont injectés et dilatés.

Le cerveau, du poids de 1455 grammes, est rempli d'un sablé très-prononcé surtout à gauche ; ses ventricules latéraux ne renferment pas de sérosité.

L'hémisphère gauche est légèrement ramolli. Nous trouvons entre la couche optique et le corps strié, un petit caillot fibrineux, et autour de ce foyer la substance cérébrale est très-ramollie dans une étendue d'environ trois centimètres. Le plexus choroïde est d'une couleur lie de vin.

L'hémisphère droit, sauf un léger piqueté, n'offre rien de particulier à noter.

Le côté gauche du cervelet est moins ferme que le droit.

La substance grise de la protubérance n'offre aucune résistance à la pression entre les doigts.

Réflexions. — Il est très-fréquent et extrêmement remarquable de rencontrer ce délire ambitieux persistant et grandissant sans cesse avec un état congestif de l'encéphale déterminé et entretenu par une cause quelconque, même par une lésion organique éloignée, comme dans ce cas.

Le développement musculaire se rencontre bien souvent chez les hommes atteints d'une hypertrophie du cœur.

Il est évident que l'insuffisance aortique, plus peutêtre que l'hypertrophie des ventricules du cœur, devait modifier la circulation cérébrale et provoquer des altérations qui se sont produites sur les parties de l'encéphale probablement prédisposées.

L'hémorragie de l'hémisphère gauche placée dans la couche optique, lieu habituel d'élection, est la conséquence terminale du ramollissement, à marche probablement lente, qui ne s'est manifesté pendant la vie par aucun symptôme spécial.

La remarquable densité du cerveau vient encore confirmer notre opinion sur cette liaison que nous avons si souvent remarquée entre le délire ambitieux et l'état congestif.

Obs. 15. — Folie ambitieuse. Perversion des facultés affectives. Chronicité. Hémorragie cérébrale. Mort rapide. Autopsie.

X..., 46 ans, cultivateur, célibataire, tempérament sanguin, bonne constitution, fut enfermé dans un asile d'aliénés en 1849, après avoir plusieurs fois menacé sa mère et être entré dans une maison dont il avait démonté les portes ; il avait allumé un grand feu et s'était armé d'un couteau pour frapper ceux qui l'approcheraient.

Il était riche et puissant, ne voulait rien entendre et semblait vivre dans un monde imaginaire. Il parlait souvent seul, s'emportait parfois contre des individus qui l'insultaient et voulaient lui voler son argent.

Ce malade se calma assez rapidement, se mit à travailler et fut bientôt convaincu que l'établissement lui appartenait. Tous les malades de l'asile étaient ses domestiques chargés de faire valoir ses propriétés.

Cet état devenu rapidement chronique se perpétua ainsi jusqu'en 1867. Au mois de septembre, il tomba dans un champ où il travaillait avec d'autres malades, frappé subitement par une hémorragie cérébrale, à laquelle il ne survécut que deux heures. Il fut comme foudroyé.

Nécropsie. — 30 heures après la mort.

Rigidité cadavérique peu marquée.

Longueur du corps, 1 m. 60 c.

Poids, 111 livres.

Poids du cerveau, 1382 grammes.

A l'ouverture du crâne, il s'écoule une grande quantité de sang noir. Les vaisseaux des méninges sont gorgés de sang. Nous trouvons du sang épanché entre les membranes et la base de la protubérance et du bulbe ; un caillot contenant cet épanchement et s'étendant sur toute la face inférieure du cervelet. En enlevant les membranes nous remarquons que les artères sont friables et se déchirent facilement. Entre le bulbe et la face inférieure du cervelet est un petit caillot noir de la grosseur d'une noisette.

En séparant les deux hémisphères, nous trouvons le

ventricule droit distendu et rempli par un caillot, qui avec le sang extravasé, pouvait atteindre le volume du poing. La couche optique et le corps strié sont imbibés de sang.

Le petit caillot que nous avons signalé entre le bulbe et le cervelet était le prolongement du grand caillot.

A la coupe de l'hémisphère, nous trouvons la substance cérébrale saine, mais imbibée par le sang épanché dans le ventricule. Le ventricule gauche renferme une assez grande quantité de sang, provenant du trop-plein du côté droit.

Réflexions. — Cette observation, quoique très-sommaire, n'a pas besoin de grands commentaires. C'est un cas type d'hémorragie cérébrale très-abondante (*Apoplexie foudroyante*), survenue chez un homme qui avait montré depuis longtemps une activité cérébrale particulière, une perversion des facultés affectives, une irritabilité très-grande et un délire ambitieux persistant, lié à des congestions passives qui étaient peut-être la conséquence d'une altération spéciale des artères du cerveau que nous avons trouvées extrêmement friables.

Obs. 16. — Démence. Excitation maniaque. Hérédité. Idées de grandeur. Excès alcooliques. Hépatite. Décès. Autopsie.

La femme X..., 67 ans, tempérament lymphatico-sanguin, bonne constitution, dont la mère est morte aliénée, après être tombée dans la misère à la suite de chagrins domestiques, s'était livrée aux excès alcooliques.

Elle se crut d'abord fort riche, puis princesse, reine, impératrice, elle courait de tout côté voulant distribuer des trésors et des honneurs. Sa figure était presque constamment très-rouge, sa physionomie animée, elle ne tarda pas à s'agiter et à tomber en démence.

Dès son entrée dans un asile d'aliénés elle montra une grande agitation, des illusions personnelles, des hallucinations, une loquacité excessive, de l'amnésie et une incohérence du langage très-manifeste.

Elle se calme pendant quelque temps, conservant ses idées ambitieuses et les symptômes les plus évidents d'une démence déjà avancée.

Quelques mois après son entrée l'agitation reparaît plus intense encore qu'avant et d'obèse qu'elle était d'abord elle maigrit rapidement. Elle se plaint de coliques violentes avec diarrhée et accuse peu de temps après une douleur très-vive dans l'hypocondre droit. Nous lui trouvons de la fièvre; le foie très-volumineux et très-sensible mesure dix-sept centimètres de haut en bas ; la percussion et la palpation augmentent considérablement la douleur.

Nous diagnostiquons une hépatite commençante. Bientôt surviennent des vomissements bilieux incoercibles; elle supporte très-difficilement les aliments les plus légers, elle devient malpropre et salit constamment son lit. L'affaiblissement de l'organisme augmente rapidement et marche vers le marasme tandis que l'agitation persiste jusqu'au dernier moment; elle parle en chantant et demande qu'on l'enterre. La peau jaunit, elle ne peut rien prendre et succombe dix jours après les premières manifestations de l'affection hépatique.

NÉCROPSIE. — 24 heures après la mort.

Longueur du corps, 1 m. 50 c.

Poids, 114 livres.

La partie postérieure du tronc et des cuisses est d'une couleur violacée. Le tissu adipeux est très-développé.

Le cuir chevelu est dense et les os du crâne d'une épaisseur considérable.

A l'ouverture du crâne il s'écoule environ un demi-verre de sérosité.

En plaçant le cerveau sur sa base, les deux hémisphères s'écartent; les circonvolutions sont affaissées et les anfractuosités moins marquées qu'à l'état normal.

L'encéphale très-petit	pèse 915 grammes.
L'hémisphère droit	— 409 —
L'hémisphère gauche	— 375 —
Cervelet, protubérance et bulbe	— 129 —

Les méninges légèrement injectées se détachent facilement. Les ventricules latéraux renferment une petite quantité de sérosité sanguinolente, leurs parois offrent une arborisation manifeste.

La substance grise de la couche optique est très-pâle et un peu ramollie. La substance blanche de consistance normale renferme un léger sablé.

Le cervelet, la protubérance et le bulbe nous paraissent sains.

Les poumons ne présentent qu'un peu de congestion hypostatique à la base; ils sont peu volumineux; le droit pèse 377 grammes et le gauche 270 grammes.

Les parois du cœur pesant 295 grammes, sont flasques et les cavités paraissent dilatées.

Le foie volumineux et congestionné pèse 1165 grammes; il est d'une couleur brun-foncé et rempli de granulation, son tissu est crépitant, friable et le doigt s'y enfonce facilement.

La vésicule est distendue et remplie par des calculs

volumineux, durs, jaunes, lisses, onctueux (*Choleste-rine*).

RÉFLEXIONS. — Cette hépatite qui a terminé si rapidement les jours de cette femme paraît être la conséquence des excès alcooliques et lié à l'état congestif de l'encéphale qui s'est porté par métastase ou sympathie sur le foie prédisposé déjà à l'inflammation.

Nous trouvons encore ici, quoiqu'avec des caractères moins tranchés que précédemment, la congestion passive, le délire des grandeurs et même la densité assez grande du cerveau si on compare son poids à celui du cœur et des poumons.

Quant aux calculs de cholesterine que nous avons signalés, nous ne pouvons rien déduire de spécial à notre sujet, car il nous arrive très-fréquemment d'en trouver en faisant l'autopsie de vieilles femmes qui n'ont présenté aucun symptôme se rapportant à cette observation.

OBS. 17. — DÉLIRE RESTREINT SE GÉNÉRALISANT RAPIDEMENT. ACUITÉ. PRÉDOMINANCE DES IDÉES RELIGIEUSES ET AMBITIEUSES. HÉMATÔME. GASTRO-ENTÉRITE. GANGRÈNE. CONGESTION PULMONAIRE. CONGESTION SÉREUSE. MORT. AUTOPSIE.

X..., 50 ans, cultivateur, tempérament bilioso-nerveux, constitution moyenne, a présenté, il y a six ans environ, les premières manifestations délirantes provoquées par la perte d'un fils qu'il aimait beaucoup. Il fut d'abord convaincu que son fils ressusciterait à 21 ans; plus tard, vinrent les illusions pathologiques, les hallucinations de l'ouïe et de la vue, l'insomnie, l'irrégularité des fonctions digestives, des tendances congestives manifestes et surtout un délire religieux et ambitieux persistant et se genéralisant avec une assez grande rapidité.

Placé dans une asile d'aliénés, en proie déjà à une agitation très-grande provoquée et entretenue par ses hallucinations, il disait qu'il était Jésus-Christ; il était riche, puissant.

Son agitation un peu diminuée mais persistante nous a cependant permis de le faire travailler. Pendant la nuit il avait de nombreuses visions et il s'affaiblissait visiblement lorsqu'il a été pris d'une gastro-entérite chronique qui a résisté à tout traitement. La maigreur devint extrême en peu de temps, puis il survint des hématômes des oreilles et un exéma impétigineux du cuir chevelu. Ses facultés intellectuelles étaient dans le chaos, les facultés affectives et morales complètement annihilées.

Plus tard se formèrent des plaies au niveau de l'articulation scapulo-humérale gauche, qui prirent rapidement l'aspect gangréneux.

A partir de ce moment il déclina très-vite, il avait de la peine à avaler un peu de bouillon, la diarrhée persistait toujours. Nous le maintînmes cependant encore pendant près d'un mois, lorsqu'il se déclara une congestion pulmonaire, le pouls était petit, la respiration stertoreuse, la toux difficile, et enfin une congestion séreuse du cerveau termina en douze heures environ cette malheureuse existence.

Nécropsie. — 24 heures après la mort.

Longueur du corps, 1ᵐ 50.

Poids, 69 livres.

Maigreur excessive, rigidité cadavérique, plaie gangréneuse à la partie latérale et inferieure du côté gauche du cou, au niveau de l'articulation scapulo-humérale du même côté, ainsi que sur la partie moyenne et interne de la jambe gauche. Du côté droit il existe deux plaies gangréneuses près de l'aisselle et une sur la face dorsale du pied. Le cuir chevelu est le siége d'un exéma impétigineux dont les croûtes en s'enlevant laissent une plaie ayant l'aspect gangréneux. Escharre étendue au sacrum.

Les os du crâne sont minces, se brisent facilement. La dure-mère est normale.

En ouvrant le crâne, il s'écoule une quantité de sérosité légèrement sanguinolente qui, jointe à celle qui reste contenue dans la boîte crânienne, après l'enlèvement du cerveau, équivaut à plus d'un verre à Bordeaux.

Encéphale,	poids,	1460 grammes.	
Hémisphère droit,	—	635	—
Hémisphère gauche,	—	636	—
Cervelet,	—	120	—
Protubérance et bulbe,	—	27	—

Le cerveau placé sur sa base les hémisphères s'écartent. Les circonvolutions sont aplaties et les anfractuosités moins marquées qu'à l'état normal. En détachant les deux hémisphères, pour les peser séparément, il s'est écoulé beaucoup de sérosité.

Hémisphère droit. — Les membranes s'enlèvent facilement et présentent par place un peu d'injection, principalement en arrière. Le ventricule latéral est dilaté et renferme encore de la sérosité. Toute la masse paraît ramollie, mais ce ramollissement est dû à la macération du cerveau dans ce liquide répandu sur la surface et dans les anfractuosités.

La substance grise est pâle, anémiée ; dans le lobe postérieur la substance blanche offre des stries sanguines et du sablé de Lallemand.

Hémisphère gauche. — Les membranes offrent en arrière quelques taches opalines entourant les vaisseaux. Nous remarquons une congestion plus grande que du côté droit. Le ventricule latéral est dilaté et renferme de la sérosité. Cependant cet hémisphère paraît moins macéré que l'autre, quoiqu'il y ait de la sérosité dans les anfractuosités. La masse cérébrale est anémiée. Il existe quelques stries sanguines et du piqueté dans la substance blanche du lobe postérieur. La substance grise du cervelet paraît légèrement ramollie et macérée.

Le bulbe et la protubérance sont sains.

Le poumon gauche pèse 575 gr. et le droit 867 gr.

La moitié supérieure des deux poumons est emphysémateuse. Ils s'affaissent par place lorsqu'on déchire les vésicules dilatées. Leurs bases sont congestionnées. A la coupe il s'échappe une quantité considérable de sang noir mêlé d'un liquide spumeux peu abondant. Toute la partie inférieure des lobes inférieurs forme pour ainsi dire une bouillie avec le sang noir. Tous les morceaux qu'on en détache tombent rapidement au fond de l'eau.

Le cœur, peu volumineux, pèse 204 gr.

Le péricarde renfermait de la sérosité, sa face interne n'offre aucune altération pathologique. Sur les parois du ventricule droit, nous trouvons quelques plaques laiteuses.

L'oreillette droite, entourée d'une couche de tissu à mailles très-larges, contient de la sérosité et de la graisse ressemblant à de la gélatine très-molle. Les parois du ventricule gauche sont épaissies (*Hypertrophie concentrique*) et légèrement décolorées. Celles du ventricule droit sont minces.

Pas d'altérations valvulaires, veines et artères coronaires dilatées.

Le foie très congestionné pèse 820 grammes.

A la coupe, il s'écoule une grande quantité de sang ; le tissu en est pour ainsi dire imbibé et conserve la couleur noire.

L'estomac revenu sur lui-même est indilatable ; sa cavité est réduite à un très-petit volume. Ses parois sont épaissies, elles atteignent un demi-centimètre vers le cardia et le pylore ; elles sont dures, crient sous le scalpel et ont un aspect lardacé. La muqueuse vue à distance, présente une couleur noire verdâtre ; de près cette coloration est composée d'un grand nombre de taches différentes où le noir et le vert dominent. La muqueuse est très épaissie et sillonnée de plis parallèles, s'élevant à près d'un demi-centimètre et suivant la grande courbure.

La muqueuse intestinale offre des altérations analogues à celles de l'estomac.

La rate est volumineuse et congestionnée.

Les autres organes n'ont offert aucune particularité digne d'être notée.

Réflexions. — Cette grande variété de symptômes et de lésions due évidemment à une altération spécifique du sang nous a cependant permis de reconnaître dès le début de cette maladie, cette liaison peu marquée, il est vrai, que nous nous efforçons de faire observer entre l'état congestif de l'encéphale et le délire ambitieux. Loin de nous cependant la pensée de vouloir établir que la congestion cérébrale passive est la cause générale, unique et permanente du délire des grandeurs.

Nous n'ignorons pas qu'un grand nombre de congestions ne sont jamais accompagnées du délire ambitieux, de même que ce délire, surtout lorsqu'il n'est pas prédominant, peut exister chez des malades dont le cerveau n'est pas sous l'influence d'un état congestif.

Ce n'est pas dans la congestion elle-même qu'il faut chercher la cause immédiate du délire systématisé, mais dans l'effet produit par cette congestion sur telle ou telle partie de l'encéphale dont les fonctions se trouvent momentanément troublées.

Obs. 18. — Folie ambitieuse. Excitation maniaque. Perversion des facultés affectives et morales. Tumeur blanche du pied gauche. Amputation. Généralisation du délire. Affaiblissement intellectuel. Tuberculisation. Marasme. Mort. Autopsie.

La fille X..., 35 ans, tempérament lymphatico-sanguin, mauvaise constitution, est une enfant trouvée qui a été prise dès l'année 1858 d'un désordre intellectuel maniaque avec prédominance du délire des grandeurs.

Elle est nièce du prince Jérôme, enfant de Bonaparte, elle a des châteaux et des millions, on la vole, on veut la faire mourir. Elle donne des ordres à toutes les personnes qui l'approchent, les appelle voleurs, assassins et ne ménage pas les insultes les plus ordurières.

Il existe depuis déjà quelque temps une tumeur blanche de l'articulation tibio-tarsienne gauche et des abcès froids situés au niveau de l'omoplate du même côté.

Elle a souvent des illusions pathologiques, des hallucinations de l'ouïe et de la vue, ses facultés affectives et morales se pervertissent rapidement. Elle parle presque continuellement en s'animant visiblement à des personnes qu'elle a connues autrefois, elle les désigne par leur nom, les insulte grossièrement et devient rapidement obscène dans ses actes et ses discours.

Sa face se congestionne avec la plus grande facilité et sous l'influence des causes les plus insignifiantes. Sa tumeur blanche ayant fait de rapides progrès, et malgré l'agitation de la malade, on se décide en 1863 à faire l'amputation de la jambe au lieu d'élection.

L'opération réussit fort bien, les suites sont des plus heureuses ; la réaction fébrile est peu intense et dès le troisième jour on peut lui donner des aliments solides.

La malade moins agitée qu'avant d'être opérée supporte bien tous ses pansements et s'y prête même avec docilité. La suppuration se tarit rapidement, le moignon se cicatrise avec régularité, et bientôt cette fille plus calme peut marcher avec une jambe de bois.

Le calme assez grand pour permettre à cette malade de rester dans la section des tranquilles a persisté environ quatre mois après l'opération ; mais depuis ce moment jusqu'à sa mort qui a eu lieu en septembre 1868, l'agitation quoique non continue a persisté au point qu'il a été impossible de laisser cette malheureuse ailleurs que dans la section des agitées.

Le délire s'est généralisé, les illusions personnelles et les hallucinations ont augmenté de fréquence et d'intensité.

Bientôt sont survenus les insultes ordurières, les actes et les paroles obscènes, les menaces et les voies de fait qui ont absolument nécessité la suppression de sa jambe de bois dont elle se faisait une arme. Elle passe ses journées accroupie dans un coin ne cessant de crier et d'injurier tout le monde. Les facultés intellectuelles s'affaiblissent visiblement et la mémoire s'efface peu à peu.

En 1866, la santé générale s'altère et nous trouvons

au sommet des poumons une matité limitée, la respiration rude et quelques craquements. L'appétit est irrégulier, les digestions sont parfois difficiles, il survient de temps en temps une diarrhée assez rebelle.

La malade tombée en démence a une toux très fatigante, de la fièvre le soir, une diarrhée presque continuelle, des adhérences pleurales, et ses poumons se remplissent de tubercules. En 1868 la figure est grippée, l'amaigrissement excessif, les forces disparaissent, elle ne peut supporter aucun aliment et succombe enfin au marasme le plus profond.

Nécropsie. — 24 heures après la mort.

Longueur du corps, 1 m. 55 c.

Poids, 64 livres.

Amaigrissement considérable, œdème des mains et de la jambe droite (la gauche a été amputée).

L'encéphale	pèse	1180	grammes.	
L'hémisphère droit	—	510	—	
L'hémisphère gauche	—	510	—	
Le cervelet	—	132	—	
La protubérance et le bulbe	—	24	—	

Les méninges épaissies et injectées offrent une couleur opaline marquée surtout au voisinage des vaisseaux.

On remarque à la partie supérieure du lobe antérieur et du lobe postérieur droits deux petits espaces de la grandeur d'une pièce de deux francs environ occupés par une hémorragie capillaire qui s'arrête à la réunion des deux substances du cerveau. La grise est pâle, anémiée ; la blanche, d'une couleur lactée, renferme quelques stries sanguines.

Les ventricules latéraux dilatés, légèrement ramollis vers les couches optiques renfermaient un peu de sérosité.

Le cervelet, la protubérance et le bulbe paraissent sains.

Les poumons qu'on a la plus grande peine à détacher du thorax tant ils sont adhérents, pèsent : le droit 757 grammes, le gauche 642.

Les plèvres costales et pulmonaires sont épaissies et d'une couleur nacrée.

Le poumon droit est malade dans toute son étendue. On peut y observer des tubercules dans toutes les différentes phases d'évolution; ainsi, à la base on les trouve à l'état de granulations grises semi-transparantes; à mesure que l'on remonte vers le sommet il se forme des masses jaunes concrètes, fermes, plus ou moins volumineuses, et plus loin elles sont en voie de ramollissement. Au sommet, la plèvre indurée, d'une épaisseur d'un demi-centimètre environ, entoure une grande caverne dont elle n'est séparée que par une mince couche de tissu pulmonaire.

Dans le poumon gauche l'affection tuberculeuse avait fait des progrès moins rapides. Le tiers supérieur seulement renfermait des tubercules en voie de ramollissement.

Le péricarde renfermait de la sérosité.

Le cœur très-petit pèse 159 grammes et n'offre aucune altération.

Le foie volumineux pesant 1518 grammes est graisseux et coloré en jaune. La vésicule renferme deux calculs.

La rate pèse 106 grammes. }
Le rein droit 110 — } Sans altération notable.
Le rein gauche 98 — }

La muqueuse intestinale est légèrement injectée.

Réflexions — Après la constatation bien évidente du

délire ambitieux, nous trouvons à l'autopsie une altération terminale bien éloignée des états congestifs qui
se sont produits dès le début de l'affection mentale. Ces
hémorragies capillaires situées sur la partie du cerveau
dont l'activité psychique est très-grande, rendent compte
des troubles fonctionnels graves des facultés intellectuelles
affectives et morales.

La démence consécutive à cet état sub-aigu est traduite
organiquement par l'anémie de la substance corticale.

La coloration lactée de la substance blanche et l'altération des couches optiques nous rappelle, quoiqu'il n'y
ait rien d'absolu à ce sujet, les illusions pathologiques et
les hallucinations qui ont harcelé la malade pendant la
plus grande partie de son existence d'aliénée.

CHAPITRE III.

—

Nous pourrions à la rigueur terminer ce travail par la
déduction pure et simple des conclusions qui ressortent
directement des observations qui précèdent; mais nous
croyons que notre tâche serait mal remplie si nous n'ajou-
tions pas certaines considérations cliniques et thérapeutiques de premier ordre qui sont le complément indispensable de cette étude rapide sur la folie ambitieuse.

Art. Ier. — Considérations et conclusions cliniques.

Quoique cette étude ait surtout en vue la thérapeutique d'une affection mentale, il est indispensable de ne
pas passer sous silence le côté purement clinique de la
maladie, car nous avons la certitude, quoiqu'on en ait
dit, qu'il n'y a pas de thérapeutique sérieuse, rationnelle,
sans études cliniques préalablement approfondies.

Nous nous efforcerons du reste, dans ce qui va suivre,
de n'émettre autant que possible d'autres considérations

ou d'autres conclusions que celles qui ressortissent directement des faits bien constatés ou qui auront pour base
des principes scientifiques évidents ou des vérités im-
muables.

Les observations qui précèdent, quoique peu nombreuses, nous permettront d'établir sans difficulté les
principes cliniques et thérapeutiques que nous avons
surtout en vue.

Elles se divisent naturellement en trois groupes bien
tranchés : guéris, incurables, décédés, se prêtant chacun
à des considérations spéciales et différentes, concourant
cependant tous au même but.

Quoique nous ne considérions pas les passions comme
des actes inévitables de l'organisation matérielle ou de la
sensibilité physique, nous devons cependant reconnaître
qu'elles naissent, se développent ou s'exagèrent sous l'influence de causes physiques, organiques ou morales.

Les dispositions originelles ou acquises, le tempérament, la constitution, le caractère aussi bien que l'éducation, le genre de vie, la position sociale, le mouvement
intellectuel de l'époque, les grandes préoccupations politiques ou religieuses, les événements remarquables, les
tendances du siècle poussent l'homme à l'exagération
souvent forcée des passions qui caractérisent à la fois
toutes les causes qui ont agi d'un commun accord.

Aussi, n'est-il pas surprenant de voir pendant le cours
des grandes tourmentes politiques se déployer des passions sublimes ou méprisables dont le contraste frappant
pant a été une des caractéristiques de ces époques
mémorables.

Si on regarde autour de soi, dans le monde intellectuel
et moral, comme dans le monde physique, on voit de tout

côté des sources incessantes et variables de passions.

Si les passions, quelles qu'elles soient, sont souvent dans leur exagération et dans leur perversion, les conséquences de causes purement physiques, nous les voyons tous les jours, devenir causes à leur tour et produire des désordres matériels aussi remarquables que surprenants.

Elles nous montrent dans leurs rapports avec les phénomènes de la vie, comme une chaîne non interrompue, liant intimement le physique au moral dont l'influence réciproque et permanente ne doit jamais être perdue de vue dans toute étude clinique et thérapeutique des affections les plus simples.

Sous l'influence d'une crainte chimérique, d'une vive émotion, d'une frayeur soudaine que nous considérons comme les résultats de passions concentriques, ou d'une violente colère, passion excentrique bien évidente, une mère voit subitement son lait doux et bienfaisant se transformer dans son sein en liquide nuisible ou dangereux pour l'enfant qu'elle nourrit. Une plaie prend rapidement un mauvais aspect chez un homme en proie à la terreur.

Il n'est pas rare de voir un homme foudroyé par une congestion, une hémorragie cérébrale, une rupture d'anévrisme déterminée par une violente émotion.

De même que le régime est une des conditions essentielles du libre fonctionnement des organes, de même la condition hygiénique importante des facultés réside dans la régularisation, la discipline bien observée de toutes nos passions.

Ajoutons à ces considérations que les grands travaux intellectuels de ceux qui ont voulu suivre avec succès le mouvement rapide qui nous pousse au progrès, ont ébranlé les organisations les plus vigoureuses, frappé les cerveaux des hommes les plus éminents et contribué à augmenter considérablement le nombre des morts par affections cérébrales. Il n'est pas de médecin qui n'ait été frappé de voir que la plupart des professeurs de la Faculté de médecine et des académiciens décédés depuis quelques années ont presque tous succombé à des affections cérébrales.

Il est évident que les passions par leur seule influence peuvent produire des troubles et des altérations des liquides de l'organisme, souvent suivis de lésions qui parfois deviennent rapidement incurables.

La confiance qu'on inspire, l'espoir qu'on fait renaître sont certainement de grandes conditions de succès dans toutes les maladies même les plus physiques.

Un fait remarquable, qui ressort directement de la lecture des cas rapportés, c'est la coïncidence extrêmement fréquente des délires ambitieux et religieux.

Dans un pays où on a vu se perpétuer les guerres de religion, et se produire dans l'espace de quatre-vingts ans des changements aussi complets que rapides dans la société ; alors que les hommes autrefois presque réduits à l'esclavage, entièrement dépossédés des honneurs et de la fortune, condamnés à travailler sans espoir d'amélioration dans leur position, sont devenus riches, puissants, possesseurs de la plus grande partie du sol ; ne rêvant, après de grandes fortunes acquises, qu'honneurs et distinctions de toute sorte, il est naturel de trouver un grand nombre d'aliénés dont le délire religieux et ambitieux caractérise la folie.

Les idées de grandeur, qui ne sont pas continues chez beaucoup de malades se présentent à des intervalles indéterminés habituellement sous l'influence d'un état congestif de l'encéphale. Un aliéné atteint de manie chronique en voie de démence, n'ayant jamais offert aucune idée ambitieuse, se congestionnait visiblement depuis quelques jours, sans toutefois cesser de travailler et de vivre comme d'habitude, lorsqu'il nous appela pour nous annoncer que la sainte Vierge lui avait fait savoir qu'il était le maître de la maison et qu'on l'avait envoyé pour faire du bien et donner de l'argent à tout le monde. Un purgatif salin fit disparaître la congestion qui était liée à un encombrement des intestins, et les idées ambitieuses se sont évanouies pour ne plus reparaître.

Le délire ambitieux, sans être prédominant, ni continu, indique souvent, quand il se montre pendant le cours d'une affection mentale, un état spécial de la circulation cérébrale qui mérite d'être pris en sérieuse considération.

Les malades guéris n'ont abandonné leurs idées ambitieuses que lorsque l'état congestif de leur encéphale a été supprimé et la circulation cérébrale régularisée.

Les incurables qui ont persisté plus ou moins dans leur délire ambitieux ont tous montré des symptômes manifestes de congestions lentes, successives, nombreuses, qui ont à la longue amené des désordres dans la substance cérébrale, tels que la guérison est devenue impossible. Enfin, que trouvons-nous d'une manière générale dans les autopsies d'aliénés ambitieux que nous avons rapportées, ce sont des cerveaux denses portant toujours des lésions caractéristiques quoique variables, résultats évidents de congestions successives plus ou moins nombreuses qui se sont produites à des époques indéterminées.

Loin de nous cependant la pensée d'établir, sur ce qui

concerne la congestion cérébrale, des principes absolus qui feraient le plus grand tort aux vérités que nous voulons mettre en évidence.

Il est certain que les congestions très-variables par leur nature, leur intensité, leur mode de formation, leur durée, la cause qui les produit, etc., se manifestent par des symptômes très-différents et déterminent des lésions fonctionnelles d'abord, organiques ensuite, souvent très diverses.

La symptomatologie d'une même variété de congestion, lorsqu'elle n'est pas générale, varie évidemment aussi, d'après les points du cerveau qui sont plus ou moins atteints.

Il est possible qu'au début de ces états congestifs coïncidant avec le délire ambitieux, il n'y ait de congestionné que la pie-mère qui, agissant à son tour sur la périphérie de l'encéphale, produirait une légère excitation de la substance grise dont l'intégrité absolue nous paraît être indispensable pour la manifestation normale des facultés intellectuelles.

Nous ferons remarquer que cette substance corticale qui élabore les fonctions psychiques les plus éminentes, se relie directement et anatomiquement aux grands centres cérébraux, les couches optiques et les corps striés qui présideraient d'après Broussais aux mouvements musculaires, et d'après M. Luys aux hallucinations et aux illusions pathologiques. Pour nous, la partie grise a partout d'autres fonctions que la partie blanche, et ces deux colorations existant dans les couches optiques et les corps striés, il pourrait se faire que les deux auteurs aient un peu raison. Il est du reste facile de démontrer anatomiquement et physiologiquement que les couches optiques sont, par l'intermédiaire des nerfs crâniens de la sensibilité spéciale, directement en rapport avec le monde extérieur.

Les liaisons de conception et de perception devraient se produire dans le centre qui préside aux phénomènes psychiques qui se rapportent aux perceptions ou conceptions extérieures.

Tout se lie dans l'encéphale, organes et fonctions, de la manière la plus intime. Les parties que l'on pourrait désigner sous le nom d'organes constituant ce tout admirable et présidant chacune à des fonctions déterminées sont solidaires les unes des autres, au point que le fonctionnement normal d'une d'elles est le plus souvent subordonné à l'intégrité complète des plus éloignées et des plus différentes comme manifestations.

Nous appellerons hypérémie au 1er degré l'état congestif simple de la pie-mère avec intégrité de la substance cérébrale.

Ces congestions peuvent être localisées à une partie de cette membrane ou bien quoique plus étendues n'agir que par un point sur la périphérie du cerveau, de là des différences notables dans les symptômes psychiques.

Limitée à la périphérie des lobes antérieurs, il doit se produire des troubles intellectuels dont le caractère essentiel est souvent en rapport avec le mode d'action de la congestion sur la substance corticale ; on peut observer soit une activité plus grande que d'habitude ou augmentation fonctionnelle, soit une diminution, soit une perversion.

La partie moyenne des hémisphères est habituellement très-prompte à participer aux premiers désordres fonctionnels, aussi voit-on très-fréquemment une perversion des facultés affectives se montrer presque au début d'un grand nombre d'affections mentales.

Les . facultés morales et instinctives moins fréquemment atteintes que les affectives semblent se rapporter à la partie postérieure du cerveau qui résiste habituellement avec avantage à l'influence congestive et même aux altérations les plus diverses de la substance cérébrale.

Les couches optiques peuvent être influencées par l'état spécial de la substance grise périphérique et donner lieu à des illusions pathologiques et à des hallucinations. Nous ne devons pas oublier qu'il existe entre ces deux phénomènes psychiques des ressemblances et des différences très-remarquables. Nous nous bornerons à dire que d'une manière générale l'illusion est à la perception ce qu'est l'hallucination à la conception. Il n'est donc pas surprenant que le délire partiel, d'abord restreint, localisé, se complique rapidement.

Lorsque la congestion de la pie-mère devient un peu plus forte et se complique d'un état de réplétion des sinus avec tendance aux stases sanguines, il arrive souvent qu'elle produit un léger excès de sérosité qui se répand entre les membranes ou se porte dans les ventricules et produit des effets en rapport avec sa quantité, sa qualité, sa position, etc.

Nous appellerons hypérémie au 2° degré cet état plus grave que le premier, mais dans lequel la masse du cerveau quoiqu'affectée fonctionnellement n'est pas encore envahie par la congestion.

Ces accidents fonctionnels peuvent exister sans qu'on remarque ni chute, ni perte de connaissance, ni paralysie passagère. Par leur continuité, leur fréquence ils produisent des désordres variables offrant généralement des caractères spéciaux qui permettent de reconnaître la cause essentielle qui les a préparés et déterminés.

Dans l'hyperémie au 3ᵉ degré qui peut être plus ou moins forte, plus ou moins généralisée, le cerveau offre toujours dans quelques parties au moins, un sablé ou un pointillé, résultat évident de la congestion sanguine.

Alors les éblouissements habituels des malades, les bourdonnements d'oreilles, les fourmillements se compliquent rapidement de tous les symptômes somatiques et psychiques de la congestion cérébrale-type. Et lorsque la pie-mère produit un surcroît de sérosité qui se répand entre les membranes et dans les ventricules, on voit souvent survenir des accidents convulsifs très-remarquables qui caractérisent d'ordinaire les congestions épilepti-formes.

Dans les circonstances les plus graves, les plus extrêmes de ces états congestifs, lorsque surtout l'affection ayant encore un certain caractère d'acuité a débuté depuis peu et ne se rattache pas à quelque lésion organique incurable, on doit avoir quelque espoir de guérison et ne rien négliger pour instituer au plus tôt le traitement.

Les symptômes psychiques qui aggravent généralement le plus le pronostic sont le délire calme, cette tendance à la chronicité, l'incohérence qui indique souvent une lésion ancienne et profonde des centres nerveux et surtout l'amnésie persistante qui est parfois le premier signe qui caractérise une décadence intellectuelle prochaine ou une démence confirmée.

Il a été dit bien des fois et beaucoup de personnes croient que l'anatomie pathologique de la folie est presque nulle, qu'on ne trouve dans les cerveaux des aliénés aucune lésion organique.

Nous devons déclarer tout d'abord que, dans les nécropsies, les lésions des liquides, surtout lorsqu'elles sont fonctionnelles, sont beaucoup plus difficiles à constater que les altérations des solides; car quelquefois la mort détruit des faits bien importants qui expliqueraient seuls les phénomènes observés pendant la vie.

Les troubles fonctionnels des liquides n'offrent pas d'habitude le caractère de permanence, de continuité, de progression régulière qu'on constate le plus souvent dans toute altération du tissu propre des organes. Il y a le plus souvent de l'irrégularité, de l'intermittence, de la rémittence et parfois de la périodicité, caractères spéciaux qui peuvent s'expliquer en dehors même de l'influence nerveuse par les fonctions essentiellement différentes de ces parties de l'organisation vivante.

Toutefois sans faire l'histoire anatomo-pathologique de la folie ambitieuse, il nous est permis d'affirmer que dans les autopsies que nous avons rapportées sans les choisir, les parties les plus importantes de l'encéphale nous ont toujours offert des lésions organiques bien évidentes, indiquant le plus souvent que des états congestifs antérieurs avaient puissamment contribué à leur formation.

Nous nous dispenserons de reproduire sommairement les lésions que nous avons constatées, car la simple lecture des autopsies que nous avons rapportées permet de résumer sans difficulté les principales altérations organiques du cerveau se rapportant à la folie avec prédominance du délire des grandeurs.

ART. II. — THÉRAPEUTIQUE.

La thérapeutique de toute affection mentale se compose

de deux parties généralement bien distinctes qui se prê-
tent un mutuel appui et dont personne ne peut nier
l'importance, c'est le traitement moral et le traitement
physique.

Traitement moral.

La première, la plus indispensable des conditions du
traitement moral et dont on a cependant osé contester
l'efficacité, c'est l'isolement.

Il ne nous appartient pas dans ce mémoire de soulever
de nouvelles discussions sur la manière dont on applique
cette méthode, soit en Angleterre, soit en Belgique
(Gheel), soit partout ailleurs. Nous nous appliquerons
surtout à établir la nécessité de cette partie du traitement
de la folie ambitieuse dans les asiles français dont les
conditions d'installation, quoiqu'on en dise, n'ont rien à
envier aux établissements étrangers.

Il est des principes de pathologie générale et de thérapeutique qui trouvent dans la médecine mentale de brillantes applications dont nous rappellerons sommairement
les plus essentielles.

La maladie apporte dans l'organisation toute entière
des conditions fonctionnelles, telles que ce qui était utile,
nécessaire, bienfaisant pendant l'état de santé, peut devenir nuisible ou dangereux.

Il est certain qu'un homme bien portant se trouvera
fort bien d'un repas substantiel qui pourrait le tuer s'il
était en proie à quelque affection sérieuse, soit de l'estomac, soit d'un autre organe.

Cette vérité devient d'une évidence remarquable lorsqu'il s'agit du cerveau.

Le premier soin qu'on doive appliquer à un organe

malade, c'est d'abord de le soustraire à la cause qui a déterminé la maladie ou qui peut l'entretenir, et ensuite, de lui imposer un repos relatif, car ses fonctions étant modifiées par la maladie, son existence physiologique ne doit plus être la même.

Si une maladie nécessite dans bien des cas le changement du milieu dans lequel elle a été contractée, nous pouvons affirmer que pour la folie ambitieuse cette nécessité relative devient une loi absolue.

L'isolement est l'application admirable de ces principes généraux ainsi que d'autres plus spéciaux à l'aliénation mentale.

Il remplit trois grandes conditions qui ont chacune une valeur immense ; il est physique, organique et moral.

Il est physique, parce qu'on enlève le malade à sa vie ordinaire, à ses occupations, à ses habitudes, à ce milieu enfin qui constitue un danger permanent que nous ne saurions trop faire remarquer.

Il est organique, parce qu'on impose au cerveau de l'aliéné un repos relatif en le soustrayant à la source de ses préoccupations et à la cause qui perpétue en les multipliant ses conceptions délirantes.

Il est moral, parce qu'il faut absolument délivrer ce malheureux de l'influence, peut-être la plus dangereuse, de son entourage, ses parents, ses amis, qui dans toute autre circonstance lui seraient d'un grand secours.

Il faut se bien garder dans ces occasions de suivre aveuglément les inspirations du cœur qui ont fait beaucoup d'incurables ; on doit avant tout écouter le langage de la raison et de l'expérience.

Si nous avions à plaider la cause de la société et de la

famille nous n'aurions pas de peine à montrer le danger physique et moral qui résulte le plus souvent du séjour d'un aliéné partout ailleurs que dans un établissement spécial.

Nous n'avons ici d'autre but que la guérison du malade, nous devons donc nous borner à en indiquer les moyens.

Que se passe-t-il généralement lorsque dans une famille une personne est atteinte de folie ambitieuse?

Les préoccupations maladives, d'abord à peine perceptibles, se substituent peu à peu aux habitudes, aux goûts et aux travaux de l'aliéné qui devient rapidement égoïste, s'aigrit, s'irrite toutes les fois que dans son existence imaginaire ses idées délirantes sont froissées par le contact trop brusque de la vie usuelle qu'il dédaigne ou méprise le plus souvent.

Le fou ambitieux cesse de travailler pour caresser ses chimères; la vue de ses parents et de ses amis l'agace et la plus petite observation peut le mettre en fureur. Il est entouré des siens et commande en maître absolu.

L'empressement ordinaire et bien naturel de la famille est pour ces malades une cause violente, malheureusement trop ignorée, de congestion, d'agitation et de généralisation du délire, surtout lorsqu'il y a déjà, ce qui est très-fréquent, une tendance à la perversion des facultés affectives.

Sans parler des curieux ou des indiscrets qui viennent visiter le malade, les parents et les amis ne cessent de chercher tous les moyens possibles pour le calmer, et ils sont souvent fort surpris de produire un résultat contraire; ou ils feignent de croire aux divagations du malade et alors celui-ci encouragé renchérit de plus en plus, et s'enfonce dans ses idées ; ou bien, ils veulent combattre par le raisonnement et des preuves matérielles tout ce que ce malheureux dit ou veut faire, et dans ce cas encore, ce sont des discussions qui aggravent toujours le mal et donnent aux idées fausses des racines plus profondes.

Mais l'exaltation devient à son comble lorsqu'on ose faire entendre à l'aliéné qu'il devrait se soigner. Lui, riche, puissant, maître souverain, dont la santé est parfaite, est vîte indigné du langage qu'on lui tient. Si vous voulez le calmer, lui faire des excuses, etc., il s'emporte et vous méprise.

La famille qui voit la maladie faire de rapides progrès, et à laquelle il n'a pas encore été possible d'appliquer aucun traitement, pas même d'obtenir la cessation de certaines habitudes, de certaines occupations, d'une irrégularité très-grande dans la manière de vivre du malade, résultats ordinaires de son affection, se décide enfin à faire appeler un médecin, encore, avec l'arrière-pensée de ne suivre ses conseils qu'autant qu'ils ne toucheront pas à ses préventions ou à ses préjugés.

Le médecin ne tarde pas à reconnaître, dans la plupart des cas, combien il est inutile d'instituer un traitement pour l'aliéné placé dans ces conditions, soit que celui-ci niant sa maladie ne veuille s'y prêter en aucune façon, soit que la famille ne possède aucun moyen moral ou physique d'assurer un traitement régulier.

Il recourt au conseil unique, urgent et indispensable du placement dans une maison spéciale, et soulève aussitôt des récriminations, des objections auxquelles il doit être prêt d'avance pour mieux effacer de l'esprit des familles ces appréhensions que les sentiments affectifs justifient, mais que la raison et la science désapprouvent complètement.

La famille commence par dire que leur malade n'est pas fou, qu'il a seulement quelques idées qui ne sont pas justes et que s'il entre dans un asile d'aliénés on pourrait le savoir et leur faire du tort; on ne pense pas à ce moment que les scènes de ce malheureux sont depuis longtemps connues de tout le monde.

La principale objection réside seule dans l'imagination, qui montre aux familles sous les couleurs les plus noires et les plus fausses, l'effet terrible produit sur le malade au moment où enlevé du milieu des siens, de sa maison, on le place dans un établissement rempli d'aliénés où il ne voit que des figures étrangères.

L'expérience démontre tous les jours que des malades très-exaltés se calment souvent par le fait seul de leur entrée dans un asile. Ils cessent vîte d'être arrogants et de commander en maîtres comme chez eux où tout le monde se pliait à leurs volontés; car ils sentent déjà l'influence d'une discipline et d'une autorité auxquelles ils devront se soumettre.

Disons en passant que malheureusement trop souvent les familles ne se décident à cette mesure grave que lorsqu'il leur est matériellement impossible de faire autrement.

Nous pouvons affirmer que dans la majorité des cas, le traitement de l'aliéné orgueilleux ne commence qu'à partir du moment où il est entré dans un asile.

Il subit déjà une influence morale qui lui faisait complètement défaut, il sent qu'il doit se plier à la discipline de la maison, et la vie commune ne tarde pas à produire d'heureuses diversions, démontrées depuis longtemps par une expérience journalière.

Il n'y a que les personnes qui n'ont jamais vu ces malades de près qui croient que le contact des aliénés peut leur être nuisible.

Les fous ambitieux ainsi qu'un grand nombre d'autres dont le délire n'est pas trop généralisé ignorent ce qui se passe en eux, mais ils observent et apprécient parfois justement les bizarreries de ceux qui les entourent.

Nous ferons remarquer que dans les asiles d'aliénés, les malades sont généralement plus calmes et se conduisent beaucoup mieux que lorsqu'ils sont en liberté ; aussi il arrive tous les jours qu'un aliéné fort tranquille, travaillant bien et qu'on remet à sa famille, s'agite rapidement et nécessite bientôt sa réintégration.

Indépendamment de l'action précieuse de l'isolement proprement dit, de l'absence complète de la famille, du contact des étrangers, de la discipline, de la vie commune, il est une partie essentielle du traitement moral qui intéresse surtout le médecin et qui doit être observée avec la plus grande circonspection et une persévérance opiniâtre.

En principe, il faut céder le moins possible à un malade et l'amener toujours, autant qu'on peut, par la persuasion et la douceur à lui faire faire ce qu'on veut.

On lui fait comprendre en quelques mots, dès les premiers jours, qu'il est malade et doit suivre son traitement avec régularité, sans jamais discuter avec lui sur ses conceptions délirantes, ses hallucinations, ou même, les idées, les passions et certains faits qui pourraient rentrer dans son délire.

Ce n'est pas par le raisonnement, la contradiction ou la plaisanterie, qu'on peut obtenir quelque résultat, le médecin doit toujours être sérieux, grave, bienveillant, ne pas se prodiguer, causer peu et faire en sorte de capter la confiance du malade, c'est du reste ce qui arrive le plus souvent au moins dès le début.

On doit enfin fixer le plus possible l'attention des malades sur des objets étrangers au délire, produire dans leur esprit des impressions diverses, des idées ou des affections nouvelles. C'est dans ce but qu'on a institué dans un grand nombre d'établissements des promenades, des représentations, des soirées, des distractions qu'on s'efforce de varier.

Si, comme il arrive parfois, quoique rarement, on rencontre une résistance opiniâtre, une mauvaise volonté bien arrêtée, il faut aussitôt se montrer indifférent, mais très-sévère, à la condition bien entendu de l'être le moins possible; on use de l'intimidation et on peut même aller dans les cas extrêmes jusqu'à donner une douche que nous administrons d'habitude avec un simple arrosoir. Neuf fois sur dix la menace suffit pour obtenir ce qu'on veut ; car souvent la crainte est bien plus grande que l'impression désagréable que peut faire cette punition.

L'isolement, une fois établi dans les conditions ordinaires de l'asile d'aliénes, doit-il être absolu et continué jusqu'à la guérison complète ?

Ici encore, le médecin se trouve en présence de nombreuses objections de la famille qui juge avec son cœur sans jamais vouloir écouter la raison.

Mais, dit-on, si nous ne voyons pas le malade, il va croire que nous l'avons oublié; il doit s'ennuyer beaucoup de ne pas avoir de nos nouvelles ; il nous en voudra quand il sera guéri de l'avoir fait enfermer et abandonné; si nous pouvions le voir, il serait heureux, ça lui ferait grand bien, il verrait qu'on s'occupe de lui, nous lui donnerions de bons conseils, etc., etc.

En principe, au début surtout, les visites faites aux malades sont nuisibles et parfois dangereuses.

Toutes les conceptions délirantes se réveillent, les facultés affectives se troublent de nouveau, les malades discutent, se fâchent, veulent s'en aller, et l'ascendant moral du médecin se trouve parfois considérablement diminué dans l'esprit de l'aliéné qui voit dans sa famille un point d'appui qui lui permettra de résister et de lutter contre la discipline et la médication qu'il avait déjà adoptées.

Nous considérons comme un signe excellent d'amélioration, un ennui réel, bien senti, qui dans la plupart des cas, indique le réveil ou le rétablissement des facultés affectives.

Il n'est pas de directeur des maisons de santé de Paris qui n'ait remarqué que les malades qui guérissent appartiennent le plus souvent à des familles habitant loin de la capitale. Et dans les asiles d'aliénés, les malheureux dont les familles s'occupent le moins sont précisément ceux qui guérissent le plus souvent.

Nous ne voulons cependant pas faire de ce principe une règle absolue, car il est des cas où la visite peut être employée comme moyen d'action sur les malades et produire quelques bons résultats, à la condition d'être autorisée ou même d'être provoquée avec la plus grande circonspection.

On a beaucoup vanté les voyages comme traitement moral de la folie, à cause des nombreuses distractions qu'ils procurent et qui devraient produire sans cesse d'heureuses diversions aux idées délirantes.

Dans quelques cas de folie ambitieuse, nous ne serions pas éloigné de les conseiller, surtout au début ou au déclin de l'affection, à la condition expresse qu'aucun membre de la famille n'accompagnera le malade, qui doit être placé complètement sous la direction de la personne étrangère qui le conduit.

Enfin, nous terminerons cet exposé rapide par quelques considérations sur le travail, appliqué depuis peu sur une grande échelle, et dont l'heureuse influence morale et physique constatée tous les jours par des avantages et des succès qui ne se comptent plus, a fait de cette méthode de traitement la condition la plus essentielle de l'existence de l'aliéné dans les établissements spéciaux.

Les hommes que l'éducation, la profession, les habitudes, la position sociale ont toujours tenus éloignés de tout travail manuel, s'astreignent difficilement pendant leur maladie à une occupation matérielle et sont par conséquent peu susceptibles de bénéficier des avantages du travail physique.

Aussi est-il difficile de trouver pour ces malades des moyens d'occupation, qui au lieu d'être contraires à leur état mental, comme cela arrive souvent pour les fous ambitieux qui demandent à lire ou à écrire des choses qui les exaltent, produisent une heureuse diversion à leurs occupations délirantes et une fatigue salutaire qui amène le calme et le sommeil.

Nous avons vu les jeux variés, les promenades, les marches un peu forcées, lorsque ces moyens sont applicables, suivis d'heureux résultats.

Mais nous voulons surtout indiquer l'avantage immense qu'il y a à faire travailler l'aliéné ambitieux qui appartient à la classe ouvrière de la société, sauf bien entendu, les cas rares où il existe un empêchement évident pour le médecin, consistant soit dans une maladie intercurrente, soit dans l'acuité et la généralisation du délire, soit dans des tendances homicides, ou des impulsions instinctives dangereuses, etc.

Le travail appliqué à l'aliéné orgueilleux est un besoin pour son organisation en même temps qu'un bienfait pour ses facultés.

L'irritabilité organique, l'excitation psychique, l'exagération croissante des conceptions délirantes se calment le plus souvent sous l'influence d'une fatigue du corps bien coordonnée, qui en général amène le repos de l'esprit.

Le travail a donc pour première conséquence le repos de l'organe malade ; car, même lorsque l'aliéné travaille sans goût, il porte toujours une certaine attention à ce qu'il fait et le temps qu'il emploie aux pensées qui se rattachent à son occupation, est entièrement gagné sur celui qu'il consacre à ses divagations.

Pendant que le corps se fatigue, l'esprit se repose et se ménage en même temps une prolongation de sommeil.

La vie de l'aliéné dans un asile, régularisée par le travail se trouve facilement exempte de la monotonie des actes inconscients, de nouvelles conceptions qui compliquent le délire, et parsemée d'heureuses diversions qui tendent à ramener l'individu à la réalité.

Sous l'influence du travail toutes les fonctions organiques dont quelques-unes sont parfois un peu troublées, tendent à se régulariser. La peau, dont les fonctions sont en partie supprimées ou irrégulières chez beaucoup d'aliénés, reprend souvent son état normal.

C'est surtout le travail des champs qui permet au malade de respirer un air pur, de favoriser les fonctions d'assimilation et d'absorption, de désirer la liberté plus complète que celle dont il jouit et qui lui rappelle la vie de famille.

Le convalescent a encore devant lui une perspective qui l'encourage et diminue ses craintes pour l'avenir ; c'est la certitude d'avoir en sortant de l'établissement un pécule qui lui permettra de faire face aux premières nécessités.

Traitement physique.

Toutes les médications employées contre l'aliénation mentale en général, ont été mises en usage dans les-cas spéciaux de folie avec prédominance du délire des grandeurs.

Nous ne pouvons cependant pas faire une étude complète du traitement de la folie considérée dans toutes ses formes ; aussi pour abréger notre tâche et la rendre plus spéciale, nous nous bornerons, après avoir établi quelques principes généraux indispensables, à passer rapidement en revue les médications les plus importantes qui ont été dirigées avec quelque succès contre cette variété d'affection mentale.

Le traitement physique de la folie ambitieuse ne doit, autant que possible, être logiquement et avantageusement dirigé que contre des états organiques ou fonctionnels, plus ou moins définis.

Si dans le traitement moral on agit sur le caractère, la volonté, les goûts, les penchants et les passions, dans le traitement physique on ne doit pas perdre de vue le tempérament, la constitution, les idiosyncrasies, les affections intercurrentes, les dispositions originelles ou acquises, organiques ou fonctionnelles, primitives ou consécutives.

Au point de vue thérapeutique spécial qui nous occupe, la folie orgueilleuse peut être essentielle ou idiopathique, sympathique et symptomatique, et nécessiter dès lors des médications plus ou moins variées.

Dans les cas, qui doivent devenir de plus en plus rares, où elle est essentielle ou idiopathique, il faut étudier avec soin le caractère, les penchants, les passions, le tempérament, la constitution du sujet, son état général, la circulation et l'innervation générale et spéciale, et en déduire les indications thérapeutiques.

Lorsque la folie est sympathique, c'est-à-dire quand elle est le résultat d'une affection d'un autre organe que le cerveau, les indications principales doivent être puisées dans l'organe malade, surtout au début de l'affection mentale.

La médication doit avoir pour but essentiel d'agir sur la cause organique ou fonctionnelle lorsqu'elle est encore en action et possède une puissance qu'il faut absolument détruire ou diminuer.

Lorsque la cause n'existe plus ou quand son influence notablement diminuée ou supprimée est remplacée par des lésions organiques ou fonctionnelles dont l'évolution continue quand même sans adjuvant, on doit alors faire la médecine des altérations d'organes et des troubles fonctionnels combattus proportionnellement à leur puissance.

Nous sommes peu partisan de faire pour la folie ambitieuse, même dans des cas exceptionnels, ce que l'on appelle la médecine des symptômes proprement dits; car bien souvent les signes extérieurs ne sont pas en rapport avec les désordres physiques de l'organisme. Il existe même des cas qui ne sont pas rares, où les symptômes observés sont en raison inverse des lésions existantes.

Dans la folie ambitieuse symptomatique, conséquence d'une altération habituellement simple, passagère ou continue de l'encéphale, il suffit de diriger la médication contre la cause qui produit ou perpétue l'affection, et aussi contre les résultats plus ou moins immédiats de cette cause.

Il faut se rendre un compte exact de l'état de la circulation cérébrale, des vaisseaux de l'encéphale, des fonctions des méninges et du liquide céphalo-rachidien, etc. Il n'est pas possible d'établir de règle absolue dans le traitement de cette affection mentale ; chaque cas apporte avec lui ses indications spéciales et ses contre-indications, et les éléments du problème à résoudre pour instituer la thérapeutique de cette affection sont si nombreux et si variables, que ce n'est qu'en tenant compte des uns et des autres qu'on peut faire de la clinique sérieuse et rationnelle.

L'appareil circulatoire, l'appareil digestif et la peau sont les parties de l'organisme qui fournissent le plus grand nombre d'indications dans la plupart des cas d'aliénation mentale.

Les émissions sanguines, vantées souvent d'une manière inconsidérée, doivent en général être proscrites dans le traitement de la folie ambitieuse. Il n'existe dans cette maladie, sauf les cas exceptionnels d'affections intercurrentes qui doivent être traités en conséquence, ni inflammation franche avec pléthore, ni même un état pléthorique bien manifeste nécessitant l'emploi immédiat de saignées surtout générales.

Un certain degré de plasticité du sang, qui a été constaté quelquefois peut exister sans inflammation et même sans pléthore. On trouve plus souvent chez ces malades un état général affaibli, débilité, de l'anémie, une excitabilité nerveuse d'autant plus grande que la puissance vitale du liquide sanguin est plus faible (*sanguis nervorum moderator*), et de là des troubles qui peuvent retentir jusque dans les vasomoteurs et rendre irrégulière la circulation et les fonctions du sang porté dans l'encéphale.

Dans tous ces cas où les pertes de sang pourraient constituer un véritable danger sans remédier à rien, les toniques reconstituants rendent tous les jours d'immenses services.

S'il existe pendant le cours de l'affection une menace de congestion active plus ou moins rapide, on doit la prévenir ou la combattre par des moyens qui diffèrent notablement et sont généralement en rapport avec la rapidité, la cause et la violence des accidents.

On emploie avec succès les révulsifs, les dérivatifs et dans les cas où l'état général le permet, une saignée locale qui agit alors comme dérivatif et déplétif.

Les sinapismes, les vésicatoires suffisent souvent pour éviter ou même détruire un afflux trop considérable de sang dans l'encéphale.

Les purgatifs salins dans les cas où l'intestin est encombré de matières, et est souvent la cause essentielle qui a provoqué ou produit la congestion, sont très-souvent indiqués ; et on ne doit jamais négliger dans tous les cas de se rendre bien compte de l'état des fonctions digestives et des organes abdominaux qui jouent un rôle très-important dans tous les accidents congestifs des centres nerveux.

Les purgatifs drastiques, l'aloès, qui détermine et maintient autant qu'on veut une légère congestion de la partie inférieure de l'intestin, nous rendent tous les jours d'éminents services.

Nous ne saurions trop répéter que la saignée générale doit être proscrite dans la plupart des cas et qu'il faut user avec beaucoup de modération des saignées locales.

Les cautères, les moxas, les sétons nous paraissent de mauvais moyens qui font souffrir les malades, les agacent, les irritent le plus souvent inutilement.

Les vomitifs ne doivent être administrés que dans les cas spéciaux où il existe un état particulier de l'estomac, nécessitant d'urgence cette médication qui congestionne toujours plus ou moins l'encéphale et pourrait quelquefois amener des accidents sérieux.

Les contro-stimulant sont quelquefois indiqués ; nous avons obtenu quelques bons résultats dans certains délires aigus généralisés, de l'administration du tartre stibié à haute dose (jusqu'à 1 gramme par jour).

La digitale est heureusement employée toutes les fois qu'on constate des troubles organiques ou même fonctionnels du cœur qui indiquent son emploi. Certaines affections du cœur et des vaisseaux sont, au su de tout le monde, des causes sérieuses qui peuvent provoquer et perpétuer des désordres graves ou même des altérations organiques lentes ou rapidement mortelles de l'encéphale.

L'iode à l'intérieur que nous administrons habituellement en teinture et par gouttes, est avantageusement administré aux femmes dont la menstruation est supprimée ou irrégulière.

Nous avons eu souvent l'occasion de constater les heureux effets de cette médication dans bien des cas d'aliénation mentale liée à une dysménorrhée surtout de nature sanguine simple, qui guérit fort bien par ce moyen longtemps prolongé.

Le brômure de potassium qui, dans quelques cas d'é-
pilepsie, diminue et éloigne les attaques et peut même
guérir quelques-uns de ces malades, ne nous a donné
chez les aliénés orgueilleux que des résultats négatifs.

Les opiacés, dont on a fait un usage exagéré, ne nous
paraissent pas devoir être conseillés, sauf quelques cas
extrêmement rares où il existerait une insomnie continuelle avec hallucinations qui fatigueraient par trop les
malades et encore faut-il agir avec la plus grande prudence.

Nous n'en finirions pas si nous voulions examiner tous
les médicaments qui ont été vantés et abandonnés tour-
à-tour dans le traitement de la folie.

Jusqu'à présent les médications, tonique reconstituante, purgative et dérivative, sont celles qui nous paraissent le plus souvent utiles.

Mais il est encore deux médications spéciales, extrêmement importantes, auxquelles nous avons recours dans
la plupart des cas de folie ambitieuse avec une confiance
affermie par de nombreux succès. L'une, c'est la méthode
hydrothérapique avec ses diverses applications; l'autre,
que l'on a désignée sous une dénomination mal justifiée
et mal appréciée, c'est le traitement arsenical, dont
certains résultats n'ont rien de commun avec ce qu'on
appelle les médicaments altérants.

Nous ne signalerons pour le traitement hydrothérapique
de la folie orgueilleuse que les bains prolongés simples
ou médicamenteux et les douches mixtes que nous em-
ployons le plus habituellement.

Les bains prolongés doivent avoir une durée de quatre
à huit heures et une température relativement basse de
27° à 28°. On ne doit jamais négliger de faire tomber sur

7

la tête du malade un léger filet d'eau froide pendant toute la durée du bain, sans quoi on s'exposerait à des accidents congestifs qu'on a surtout en vue de combattre.

Indépendamment de l'action sédative et calmante des bains prolongés, la peau absorbe une quantité considérable de liquide, ses fonctions qui étaient parfois perverties, diminuées ou supprimées, sont excitées et régularisées au grand avantage du but qu'on poursuit.

Pour exciter ces fonctions et déterminer une révulsion plus forte, nous faisons quelquefois ajouter cinq cents grammes de farine de moutarde mise en deux fois dans le même bain à des intervalles plus ou moins éloignés.

Les douches mixtes qui nous ont donné les meilleurs résultats, consistent à placer le malade sous un appareil à pomme d'arrosoir, donnant de l'eau à une pression moyenne, et à diriger en même temps pendant une minute environ une douche mobile sur toute la partie postérieure du corps, jusqu'à ce qu'une légère rougeur nous indique une réaction suffisante. Cette réaction est plus ou moins lente à venir d'après les sujets, l'état fonctionnel de leur peau et aussi la forme d'aliénation mentale.

Après cette opération, on les essuie rapidement avec un linge sec et après les avoir habillés, on leur fait faire une promenade un peu précipitée d'une demi-heure environ.

Enfin, sans être exclusif, nous croyons devoir signaler d'une manière toute spéciale, une médication à laquelle nous rattachons un grand nombre de guérisons que nous avons obtenues et qui nous paraît susceptible de rendre à la science et à la société les plus éminents services.

Nous avons suffisamment établi que dans la plupart

des cas de folie avec prédominance du délire des grandeurs, il existait un état congestif de l'encéphale qu'il fallait à tout prix combattre et supprimer.

Dans plusieurs des observations que nous avons rapportées, nous avons toujours vu la médication arsenicale suffisamment prolongée, suivie de ce résultat tant désiré qui a été, sauf des cas exceptionnels, un signe certain de guérison.

Le docteur Lamare-Picot a fait connaître, en 1860, le résultat de ses recherches dans le traitement de l'apoplexie cérébrale par la médication arsenicale.

Nous avions déjà vu expérimenter cette médication dans quelques cas particuliers, lorsque notre confrère est venu corroborer en partie nos idées sur cette question. Mais nous différons un peu d'opinion sur le mode d'action de l'arsenic dans l'organisme. Tandis qu'il lui attribue une action spéciale sur l'état pléthorique, nous croyons que ce médicament agit au moins autant sur la circulation et consécutivement sur l'innervation des vaso-moteurs. Mais étudions cette action un peu plus en détail, nous trouverons facilement les raisons principales des résultats constatés.

L'acide arsenieux ne se suroxide pas dans le sang, il se combine avec les alcalis et traverse le torrent circulatoire. Si on saigne un malade soumis à ce traitement, on trouve le médicament dans le caillot où il paraît s'être combiné avec la potasse. Il retarde notablement l'altération des globules sanguins exposés au contact de l'air. Sous l'influence de l'arsenic, l'excrétion normale de l'acide carbonique et de l'urée est diminuée de 20 à 40 pour 100 ; il en résulte une augmentation dans la quantité de graisse.

L'arsenic agit sur le sang d'une manière complexe par

ses effets, et son action se reflète dans la plupart des organes par des phénomènes spéciaux qu'il est utile de bien connaître, car ils renferment souvent des indications précieuses.

L'acide arsenieux diminue la plasticité du sang, engraisse les malades, accroît l'appétit, relève les forces, tonifie la constitution, facilite les fonctions pulmonaires et régularise la circulation.

Indépendamment de l'action presqu'immédiate des préparations arsenicales sur les vaso-moteurs, son influence continue sur la composition, les fonctions et la vie propre du sang, tend sans cesse à détruire les troubles consécutifs de l'innervation générale pour la ramener à l'état physiologique.

Nous ne pensons pas qu'il soit nécessaire dans ce travail de traiter la question du régime, de l'alimentation forcée, du no-restreint et des divers moyens mécaniques appliqués à certaines catégories de malades.

CONCLUSIONS.

1° La folie, avec prédominance du délire des grandeurs, a acquis une grande fréquence sous l'influence des causes morales et sociales du xixe siècle.

2° Dans certaines contrées de la France les idées de grandeur se lient souvent au délire religieux. (Le médecin aliéniste constate peut-être mieux que personne les nombreuses épaves de la civilisation et du progrès).

3° La folie ambitieuse coïncide le plus souvent, surtout au début, avec un trouble fonctionnel des liquides de l'encéphale.

4° Elle diffère essentiellement de la paralysie générale progressive.

5° Elle est surtout caractérisée organiquement par des états congestifs particuliers dont les causes varient considérablement plutôt que par des congestions plus ou moins franches.

6° Ces états sont souvent constitués par une légère augmentation de nature passive, soit de sang dans les méninges, les sinus et rarement le cerveau, soit de sérosité entre l'arachnoïde et la pie-mère ou dans les ventricules.

7° Cette affection, quoique grave, est curable dans un grand nombre de cas, surtout lorsqu'on a le bonheur de la prendre au début.

8° Les lésions organiques des vaisseaux de l'encéphale, des méninges ou de la substance cérébrale aggravent notablement le pronostic.

9° Les fous ambitieux, lorsqu'ils ne meurent pas d'affections intercurrentes d'un organe quelconque, succombent le plus souvent à des accidents cérébraux de nature congestive.

10° Le traitement, très-variable selon les cas de la folie ambitieuse idiopathique, sympathique ou symptomatique doit toujours être simultanément moral et physique.

11° La base essentielle du traitement moral est l'isolement physique organique et moral, la discipline, la vie commune, les diversions aux idées délirantes par les promenades et les distractions, le travail et l'influence morale calculée du médecin sur le malade.

12° Le traitement physique est très-variable, les indications spéciales fournies par chaque malade doivent être étudiées avec le plus grand soin.

13° Les émissions sanguines, surtout générales, sont très-rarement utiles, souvent nuisibles, car la maladie n'est presque jamais liée à un état franchement pléthorique.

14° Les toniques reconstituants rendent parfois d'éminents services, en répondant à des indications bien définies qui se présentent fréquemment.

15° Les purgatifs salins et les drastiques doivent être d'un emploi journalier, car ils évitent l'encombrement des voies digestives et entretiennent un léger état congestif du rectum, dérivation souvent aussi heureuse que nécessaire.

16° L'hydrothérapie est habituellement employée avec succès à cause de son action sédative et calmante, et aussi parce qu'elle rétablit les fonctions de la peau et tonifie l'organisme.

17° Les stupéfiants, les narcotiques, les antispasmodiques ne trouvent pas d'application générale dans le traitement de cette affection ; ils ne doivent être employés que dans des cas spéciaux et encore avec une grande prudence.

18° La digitale, l'iode, etc., ne sont dirigés que contre des altérations parfaitement déterminées.

19° Le traitement physique qui nous a donné les plus brillants résultats que nous avons relatés du reste dans nos observations, c'est la médication arsenicale.

20° Nous avons le plus souvent employé, sans jamais constater aucun accident toxique, l'arséniate de soude sous forme de liqueur de Pearson, administrée à doses croissantes de dix à vingt gouttes tous les jours pendant plusieurs mois.

Telles sont les conclusions rapides, sommaires et très-incomplètes, vu la diversité des questions que nous avons eues à traiter, par lesquelles nous terminons ce travail qui n'a d'autre prétention que celle d'avoir été uniquement inspiré par notre clinique personnelle et écrit entièrement sans le secours, qui nous eût été cependant bien précieux, de documents spéciaux dont nous sommes privés.

Saint-Maixent, typ. Ch. Reversé.

www.ingramcontent.com/pod-product-compliance
Ingram Content Group UK Ltd.
Pitfield, Milton Keynes, MK11 3LW, UK
UKHW022101070726
13613UKWH00002B/902